UNIV.-DOZ. DR. INGRID KIEFER
UNIV.-PROF. DR. WOLFGANG LALOUSCHEK

Stressfood

Mit Ernährung und Stressmanagement
aus der Burnout-Falle

Bildnachweis:

Coverfoto: iStockphoto.com/molka
Peter Barci: S. 82 links
PhotoAlto/Frédéric Cirou: S. 3, 20, 33, 59
Rezeptbilder ab S. 107: Peter Barci, Hubert Liebenberger, Kneipp-Verlag Archiv
Alle restlichen Fotos: iStockphoto.com

Impressum:

Autoren: Univ.-Doz. Dr. Ingrid Kiefer, Univ.-Prof. Dr. Wolfgang Lalouschek
Lektorat: Mag. Eva Manhardt, Claudia Plitmann
Cover: Raimund Lhotak
Graphische Gestaltung: Beatrix Kutschera, www.atelier21.at
Technische Betreuung: Johann Kutschera, www.atelier21.at
Druck: General Druckerei GmbH, Ungarn
Copyright: Kneipp-Verlag GmbH und Co KG, Lobkowitzplatz 1, A-1010 Wien
www.kneippverlag.com

ISBN: 978-3-7088-0459-0

1. Auflage, März 2009

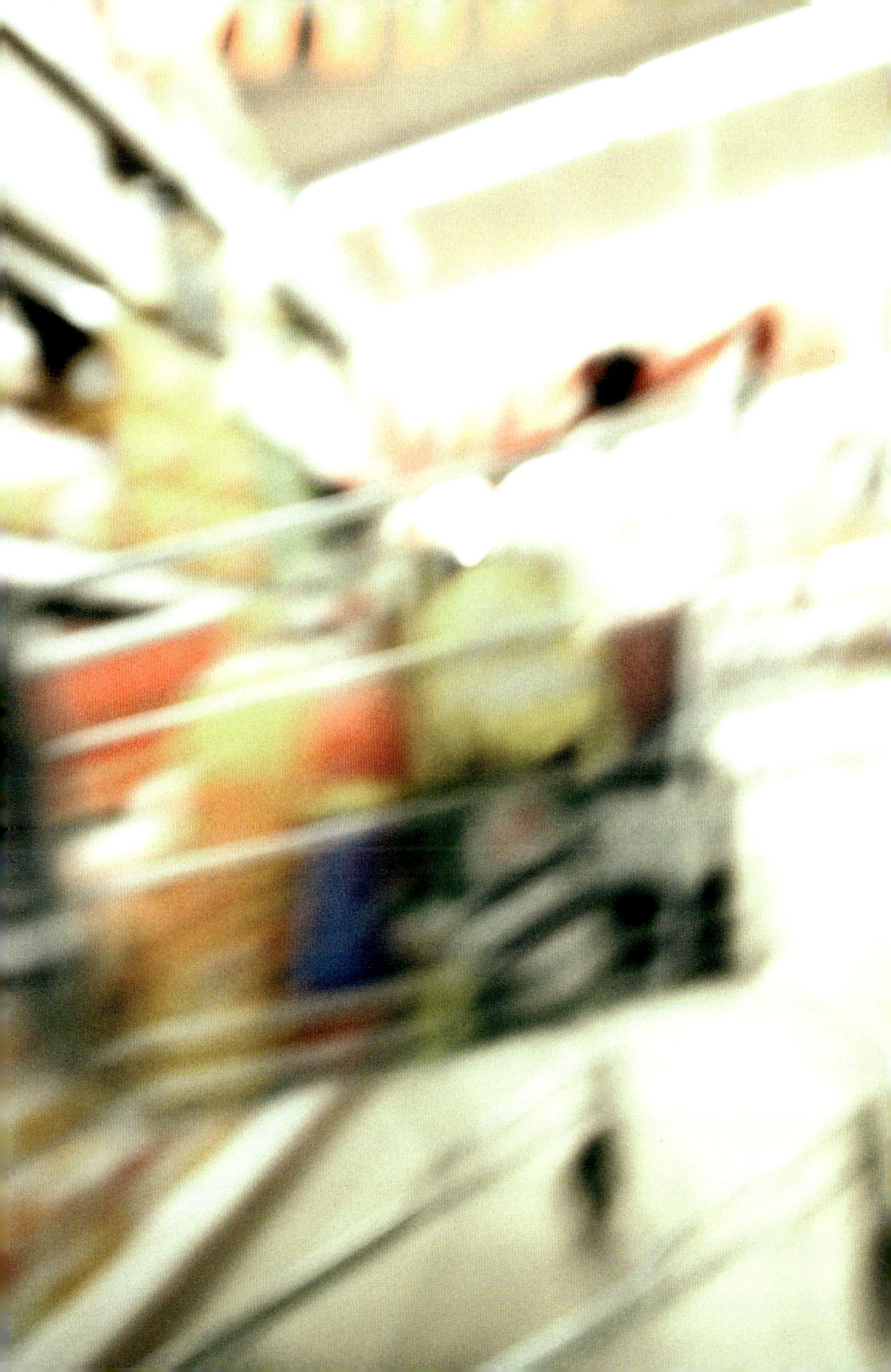

Inhalt

- 07 **VORWORT**

- 08 **WAS IST STRESS?**
- 10 Was ist Stress überhaupt?
- 11 Guter und schlechter Stress
- 12 Zeichen und Symptome von Stress
- 14 Warum wir uns viel Stress selbst machen
- 14 Was uns stresst – Stressoren
- 16 Die Stressreaktion

- 16 Stress in Körper und Seele – die verschiedenen Ebenen
- 17 Stress und Nervensystem
- 17 Stress und Hormonsystem – Die schnelle und langsame Stressreaktion
- 19 Stressoren in unserem Alltag
- 21 Stress und Geschlecht – Reagieren Frauen und Männer anders?
- 21 *Physiologische (körperliche) Unterschiede*
- 22 *Psychologische Unterschiede*
- 22 *Rollenbilder*
- 22 *Soziale Ungleichheit*

- 23 Gesundheitliche Folgen von Stress
- 24 Psychische Auswirkungen von Stress
- 24 *Depressionen*
- 24 *Die Posttraumatische Belastungsstörung (PTSD)*
- 24 *Schlafstörungen*
- 25 Burnout – Wenn der Stress zu viel wird
- 28 *Die Burnout-Spirale*
- 29 *Was tun gegen Burnout?*

- 29 Stress und körperliche Erkrankungen
- 29 *Herz-Kreislauf-Erkrankungen und Arteriosklerose*
- 30 *Magen-Darm-Erkrankungen*
- 30 *Atemwege*
- 31 *Immunerkrankungen wie Polyarthritis/Rheuma, Multiple Sklerose*
- 31 *Migräne*
- 31 *Stress und Krebs*

- 32 **WAS TUN BEI STRESS?**
- 34 Formen des Stressmanagements
- 34 Wie gestresst sind Sie?

- 36 Woher der Stress kommt

- 39 Körper und Stress
- 39 Verspannungen lösen, wegatmen
- 40 Progressive Muskelentspannung
- 40 Autogenes Training
- 42 Massage
- 43 Schütteln

- 43 Geist und Stress
- 43 Tu etwas anderes!
- 44 Geh auf Gedankenreise...
- 44 Musik
- 45 Gerüche
- 45 Meditation
- 46 Biofeedback

- 47 Bessere Organisation zur Stressreduktion
- 49 Einfach zu wenig Zeit!
- 50 Andere Zeitfresser

51 Delegieren	72 Wenn wenig essen, hungern und fasten zusätzlich stresst
52 Aktivität und Bewegung	72 Risiko chronischer Stress
54 Stress und Schlaf	73 **So entkommen Sie dem Stressessen: Tipps für Stressesser**
56 Wenn wir uns den Stress selbst machen	73 Genussvoll, bewusst und langsam essen
57 Nein-Sagen	74 Nichts verbieten

58 ESSEN UND STRESS

60 **Jeder is(s)t anders!**
60 Stresshungerer
61 *Kinder sind üblicherweise Stresshungerer!*
61 Stressesser
62 *„Herumgrasen" bei Stress*
63 Stress macht hungrig und nimmersatt!
64 Je mehr Stress, desto mehr wird gegessen
64 Männer essen anders

65 **Ist Stress ein Dickmacher?**
67 Zeitdruck lässt zu Fast Food greifen und macht inaktiv
67 Kontrolliertes Essverhalten führt bei Stress zum Essen!
68 Mit Essen entkommt man dem Stress nicht!
68 Entspannt Essen?
69 Stressesser essen schneller, kauen weniger und nehmen größere Bissen zu sich
70 Stressesser essen mehr fett- und zuckerreiche Lebensmittel
71 Fettes Essen stresst zusätzlich

74 Die Strategie der kleinen Schritte
74 Essgewohnheiten langsam ändern
75 Richtiger Umgang mit „problematischen" Lebensmitteln
75 *Weg vom Präsentierteller!*
76 Kauen statt essen
76 Bewegung statt essen
77 *Laufen Sie dem Stress davon!*
77 Rückfälle wegstecken

77 **Tipps für Stresshungerer**
78 Frühstücksverweigerer
78 Mahlzeiten in Ruhe und entspannt einnehmen
78 Essenszeiten einplanen

79 **Richtig essen gegen Stress**
79 Raus aus der Stressfalle
79 Stresshormone und Botenstoffe
80 *Dopamin und Serotonin*
81 *Kohlenhydrate bei akutem Stress*
83 *Proteine sind wichtig*
85 *Fette: Qualität vor Quantität*
85 *Fettreiches Essen verstärkt den Stress!*
86 Schutzstoffe: Vitamine, Mineralstoffe & Co.
87 *Eine Extraportion Magnesium gegen Stress*

INHALT

- 87 *Erhöhter Kaliumbedarf*
- 88 *Weitere wichtige Schutzstoffe*
- 88 *Eisen für optimale Leistung*
- 89 Pflanzliche Kost gegen Stress
- 90 Die wichtigsten Regeln für eine gesunde Ernährung

- 90 **Trinken gegen Stress**
- 91 Tee statt Kaffee
- 93 Kräuter gegen Stress

- 94 **Die richtigen Anti-Stress-Mahlzeiten**
- 94 Müsli lässt den Tag entspannter beginnen
- 95 Hauptmahlzeiten
- 96 Zwischenmahlzeiten

- 97 **Stressfood: Essen für mehr Gelassenheit**
- 98 Hafer macht gelassen
- 99 Schokolade, das Stressfood?

- 100 **Spezielle Tipps für verschiedene Situationen**
- 100 Stress am Vormittag
- 101 Dauerstress
- 102 Belastende Situationen (Prüfung, Bewerbungsgespräch etc.)
- 103 Schulstress
- 104 Beispiele für optimale Ernährung an stressigen Tagen

105 REZEPTE

- 106 Brokkolicremesuppe mit Räucherlachs
- 106 Rote Linsensuppe
- 108 Pumpernickel-Brötchen mit Kräuteraufstrich
- 108 Grahamweckerl mit Gemüse-Huhnfüllung
- 110 Hirse-Laibchen mit Zucchinipüree
- 110 Fenchel mit Haferfüllung
- 112 Lachs im Gemüsebett mit Kokos-Ingwer-Sauce
- 112 Grünkohlauflauf
- 114 Tunfisch mit Apfel
- 114 Tofu-Spinat-Nocken mit Tomatenragout
- 116 Kichererbsensalat
- 116 Dinkellaibchen mit Mangold
- 118 Dinkel-Gemüse-Braten
- 118 Rotes Linsen-Karotten-Curry
- 120 Marillenknödel
- 120 Birnen-Ingwer-Strudel auf Fruchtspiegel
- 122 Topfen-Heidelbeer-Strudel
- 122 Zitronenmelissen-Topfen-Soufflé auf Kirschenpüree
- 124 Anti-Stress-Kugeln
- 124 Spinatmuffins

125 LITERATUR

Vorwort

Der Begriff „Stress" begegnet uns fast täglich. Ständig sind wir selbst oder andere „im Stress". Gemeint ist fast immer Termin- oder Zeitdruck. Gestresst werden wir aber auch von unseren Mitmenschen wie Familienangehörigen, Arbeitskollegen und natürlich auch von unseren Vorgesetzten genauso wie beispielsweise durch Lärm und vieles andere. Stress steht aber noch für mehr. Wir möchten Ihnen in diesem Buch zeigen, was Stress tatsächlich ist, wie er auf unseren Körper wirkt und insbesondere wie er unser Essverhalten beeinflusst. Einerseits gibt es viele, die bei Stress mit vermehrtem Essen reagieren, aber auch viele, denen Stress die Kehle zu schnürt. Durch die zahlreichen Auswirkungen auf den Körper ändert sich aber auch der Bedarf an einzelnen Nährstoffen. Wir möchten Ihnen mit diesem Buch zeigen, wie Sie mit Stress besser umgehen, damit er nicht zum Burnout führt, und wie Sie durch Ihr Essverhalten gelassenen werden können und den Körper mit den richtigen Lebensmitteln versorgen. Mit vielen praktischen Tipps, aber auch köstlichen Rezepten wollen wir Ihnen helfen, weniger gestresst durchs Leben zu gehen.

Ingrid Kiefer
Wolfgang Lalouschek

WAS IST STRESS?

Heutzutage ist der Begriff Stress allgegenwärtig. Man steht unter Stress, es ist stressig, alle sind im Stress... In Umfragen geben sieben von zehn Personen an, Stress zu haben. Mehr als die Hälfte meint mehr Stress zu haben als die eigenen Eltern hatten. 75 % der Befragten hält der Stress vom Genießen des Lebens ab. Wir erleben uns in einer Zeit der raschen Veränderung, des Wandels, der Beschleunigung. Die „Hetzkrankheit" (!) ist kürzlich zu einem eigenen Begriff geworden.

Wir erleben Stress einerseits in der Arbeit: Leistungsdruck, Änderungen, Angst um den Arbeitsplatz, Konflikte... Doch auch zu Hause lässt uns der Stress nicht los: Oft arbeiten beide Partner, die Folge sind Mehrfachbelastungen, zu wenig Zeit für alles, sich selbst inbegriffen.

Dazu kommt (absurderweise) der Freizeitstress: Denn wenn du dich nicht selbst verwirklichst, dauernd glücklich, gebräunt und schlank bist – dann machst du etwas falsch, dann musst du diesem Ideal auf ewig hinterherrennen – um welchen Preis?

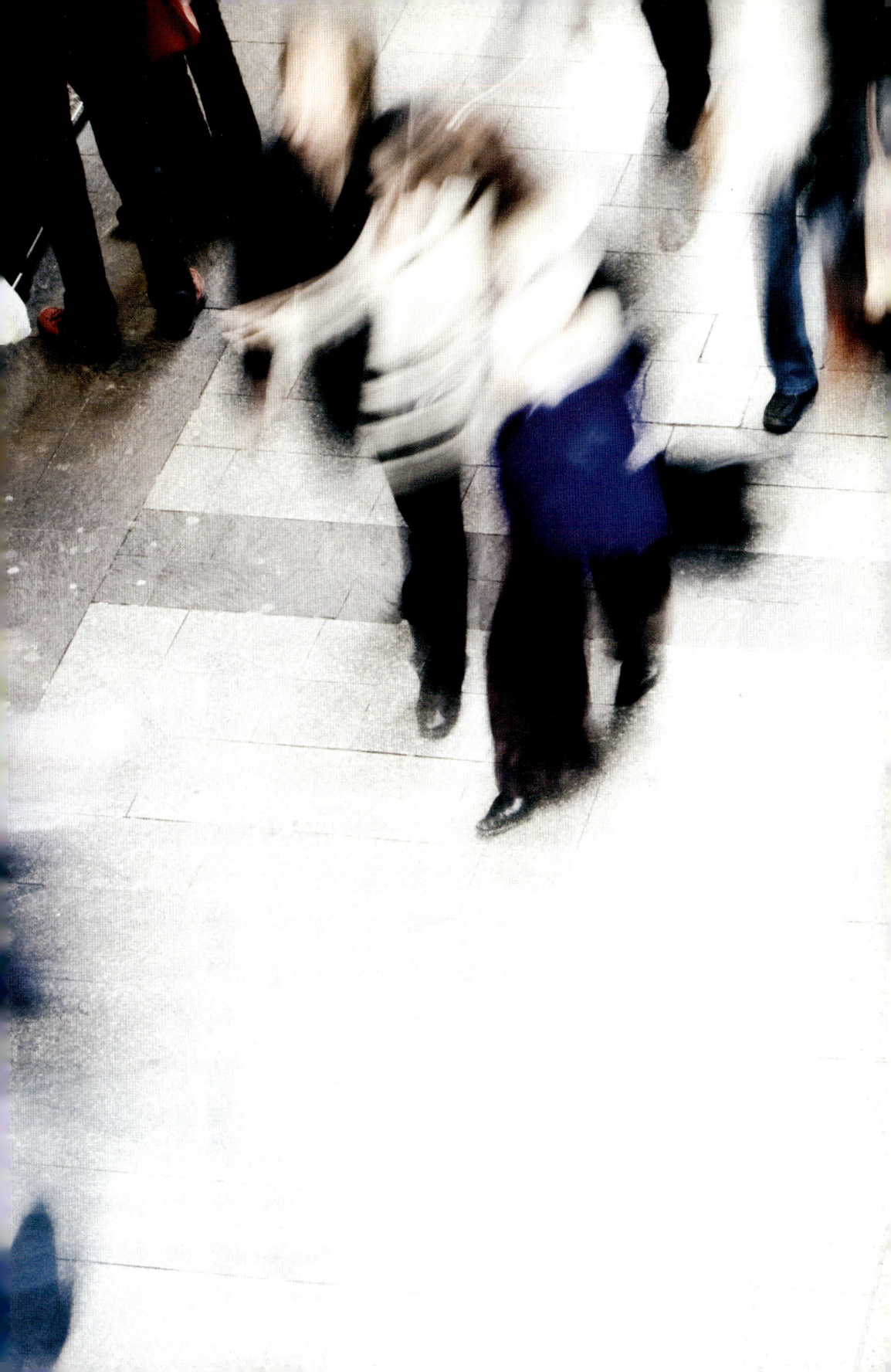

Was ist Stress überhaupt?

Meistens meinen wir mit dem Begriff Stress etwas Negatives, eine Belastung, Störung oder Überlastung. Etwas, das uns Anspannung, Konflikte, Nervosität, Unbehagen und schließlich sogar Krankheiten bescheren kann. Doch was ist Stress überhaupt und welche Bedeutung hat das Wort?

Der englische Begriff „stress" bedeutete ursprünglich Druck, Zug, Beanspruchung eines Materials. 1936 wandte der in Wien geborene Mediziner Hans Selye das Wort erstmals auf den Menschen an und setzte Belastung in Beziehung mit den dazugehörenden körperlichen Reaktionen. „Stress" ist also zunächst ein neutraler Ausdruck. Seither haben uns unzählige Forschungsarbeiten immer neue Aspekte von Stress gezeigt und unser Bild von Stress ist immer differenzierter geworden.

Gleich zu Beginn können wir feststellen: **Stress ist nicht gleich Stress.**

Einerseits versteht jeder unter Stress etwas anderes – was für den einen negativer Stress ist, kann für den anderen unbedeutend oder sogar freudig sein – man denke nur an die Wirkung von lauter Discomusik, die Ärger und damit Stress oder Spaß und Lust am Tanzen hervorrufen kann.

ÜBERLEGEN SIE EINMAL: WAS IST STRESS FÜR MICH?

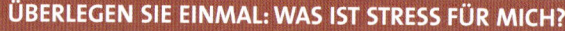

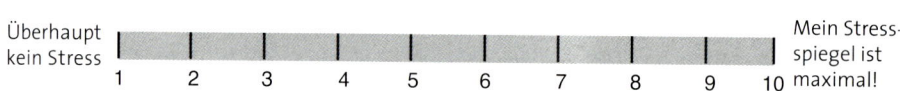

Überhaupt kein Stress — 1 2 3 4 5 6 7 8 9 10 — Mein Stressspiegel ist maximal!

Auf einer Skala, die den Grad der Belastungen in meinem Leben darstellt von 1 – 10, wo stehe ich da?

Was wäre anders, wenn ich auf der Skala weiter links stünde?
▶ Wo möchte ich gerne stehen?
▶ Woran würde ich es merken?
▶ Wer, außer mir, wird es als erster merken?

Anm.: Nicht für jede/n muss der Wert 1 der Wunschbereich sein. Manche Menschen fühlen sich in einem höheren Bereich wohler – also wenn sie ein gewisses Ausmaß an Stress haben.

Guter und schlechter Stress

Es ist auch keineswegs jeder Stress schädlich, denn wir sind von der Natur gut ausgestattet mit Belastungen umzugehen und diese Belastungen tragen oft sogar zu einer besseren Funktionsfähigkeit bei, so werden z.B. die Knochen erst unter Einwirkung von Belastung immer fester, die Muskeln wachsen durch Belastung und körperliche Betätigung und Anstrengung ist gut für unser Herz-Kreislauf-System. Schließlich sagt auch der Begriff des „Gehirnjogging", dass unsere geistige Leistungsfähigkeit durch Übung und Anforderung gefördert wird. Erst durch Überlastung, zu lange anhaltenden Stress bzw. das Fehlen von Entspannungs- und Entlastungsphasen kann Stress schädlich und krankmachend wirken. Je nach Verhältnis zwischen Stärke und Dauer von Stress und der Reaktionsfähigkeit und den Ressourcen des Organismus sprechen wir daher auch von einem „positiven Stress" (**Eustress**) und einem „negativen Stress" (**Distress**). Den Eustress könnte man auch als Herausforderung sehen, die unsere Leistungsfähigkeit steigert. Erst durch Überforderung – also Distress – kommt es zu einer Abnahme der Leistungsfähigkeit (Abb. 1). So ist z.B. leichter, anregender Stress generell lernfördernd, sodass es nachteilig ist, wenn Lernen zu entspannt ohne jegliche Anstrengung stattfindet. Starker Stress hingegen, verbunden mit Versagensangst und Bedrohtheitsgefühl, führt zu starker Hemmung des Lernerfolges.

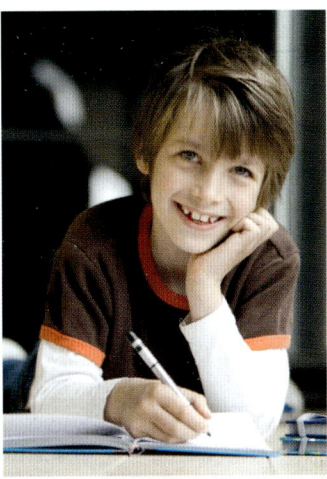

Nicht jede Form von Stress ist schädlich. Positiver Stress (Eustress) macht uns konzentriert und leistungsfähig.

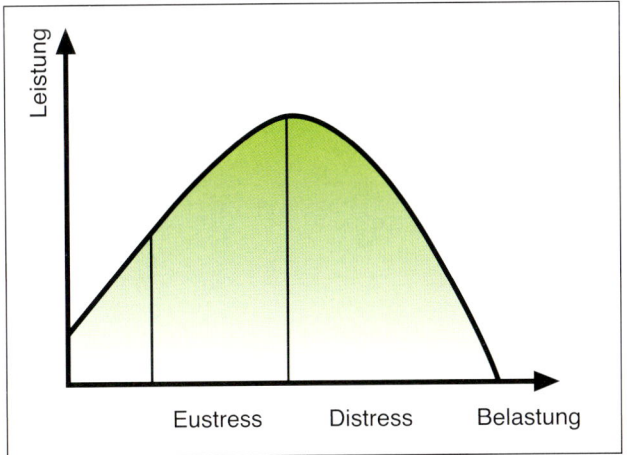

*Abb. 1:
Die Leistungsfähigkeit nimmt mit steigendem Stress anfangs zu. Bei zu starkem Stress nimmt sie jedoch wieder drastisch ab.*

Zeichen und Symptome von Stress

Typische **körperliche und psychische Symptome** von Stress sind in folgender Tabelle zusammengefasst. Überlegen Sie einmal, welche der Symptome Ihnen bekannt vorkommen.

KÖRPERLICHE ZEICHEN

- Müdigkeit, Abgeschlagenheit, Lethargie
- Herzklopfen, Pulsrasen, schnelle, flache Atmung
- Muskelverspannungen und -schmerzen
- Schwächeanfälle, Zittern, Tics, Zucken, Nervosität
- Sodbrennen, Verdauungsstörungen, Durchfall, Verstopfung
- Trockener Mund und Rachen
- Übermäßiges Schwitzen, feuchte Hände, kalte Hände oder Füße
- Hautstörungen, Nesselausschlag, Jucken
- Nägel kauen, Zappeligkeit, Haare drehen oder ziehen
- Häufiges Urinieren
- Weniger Lust auf Sex
- Überessen, Appetitlosigkeit
- Schlafschwierigkeiten
- Erhöhter Gebrauch von Alkohol, Nikotin und/oder Drogen, Medikamenten

PSYCHISCHE ZEICHEN

- Reizbarkeit, Ungeduld, Wut, Feindseligkeit
- Nervosität
- Sorgen, Angst, Panik
- Launenhaftigkeit, Traurigkeit, Gefühl der zu großen Belastung
- Störende und/oder rasende Gedanken
- Gedächtnislücken, Konzentrationsschwierigkeiten, fehlende Entscheidungskraft
- Häufige Abwesenheit am Arbeitsplatz, sinkende Produktivität
- Gefühl der Überforderung
- Fehlender Sinn für Humor

Stress kann auf allen Ebenen unseres Organismus wirksam werden, nämlich (1) auf der psychischen Ebene – also unseren Gedanken und Emotionen – (2) auf der Ebene unseres Nerven- und Hormonsystems, (3) auf der Ebene unseres restlichen Körpers und seiner Organe und schließlich (4) auf der Ebene der kleinsten Bausteine unseres Organismus, der Zellen und Moleküle. Diese vier Ebenen hängen naturgemäß eng zusammen und wirken wechselseitig aufeinander und miteinander (Abb. 2).

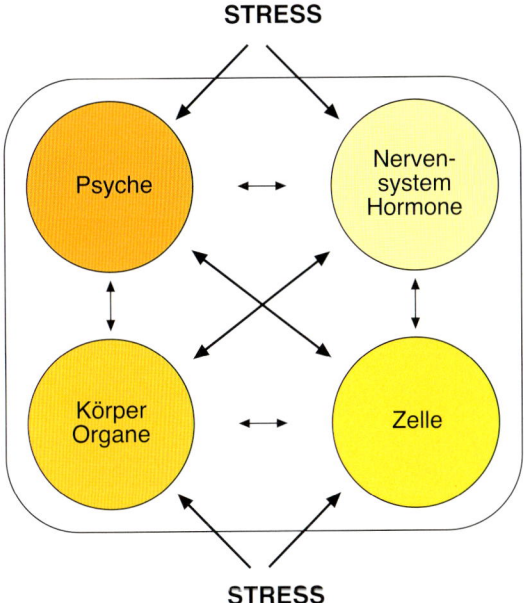

Abb. 2:
Stress wirkt auf uns auf mehreren Ebenen, die miteinander wiederum zusammenhängen.

KURZTEST: SIND SIE GERADE GESTRESST?

Eine einfache Möglichkeit, Ihnen schnell einen Überblick über Ihre derzeitige Anspannung zu geben, ist Ihr Stress-Kurz-Check:

- ▶ Ist Ihre Stirn gerunzelt?
- ▶ Sind Ihre Augenbrauen zusammengezogen?
- ▶ Ziehen Sie Ihre Schultern hoch?
- ▶ Sind Ihre Arme oder Beine angespannt?
- ▶ Bemerken Sie ein unangenehmes Gefühl an einer Stelle Ihres Körpers?

Warum wir uns viel Stress selbst machen

Zum besseren Verständnis kann man zwischen der Stressursache – dem Stressor – und der Antwort des Organismus darauf – der Stressreaktion – unterscheiden. Der Organismus ist dann im Stresszustand. Wichtig ist aber auch die Frage der Stressbewertung, die zwischen Stress und Stressreaktion steht. Denn nicht jedes Ereignis wird von allen gleich bewertet. Was für den einen unangenehmer Stress ist, ist für den anderen vielleicht spannend oder lustig oder bringt ihn erst in einen angenehmen Aktivitätszustand. Fragen wir uns zuerst also, was uns überhaupt in einen Stresszustand versetzt, was sind also wichtige Stressoren?

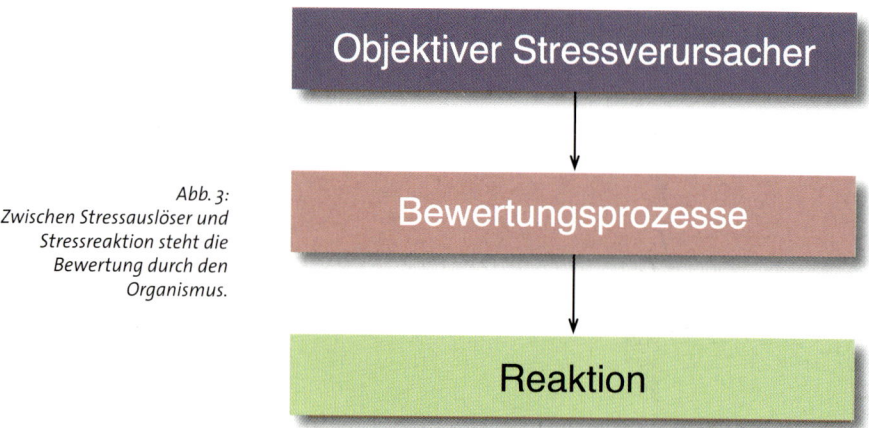

Abb. 3:
Zwischen Stressauslöser und Stressreaktion steht die Bewertung durch den Organismus.

Was uns stresst – Stressoren

In unserer Gesellschaft wird bei Stressfaktoren meist vorwiegend an Arbeitsbelastung und Zeitdruck gedacht. Erst bei genauerer Betrachtung sieht man, wie viele Stressoren tagtäglich auf unseren Organismus einwirken. Eine Unterscheidung verschiedener Stressoren ist wichtig, da die Stressreaktion nicht einheitlich abläuft, sondern von der Art des Stressors und dessen Bewertung durch uns abläuft. Stressoren lassen sich nach verschiedenen Kriterien einteilen: nach der Ebene, auf der wir sie wahrnehmen (mit Sinnesorganen und psychisch oder körperlich und auf zellulärer Ebene), oder nach Ihrer Herkunft (von außen/exogen und von innen/endogen). In der nachstehenden Tabelle sind diese beiden Ebenen berücksichtigt.

Zu den Stressoren, die wir mit Sinnesorganen (sensorisch) oder psychisch wahrnehmen, gehören z.B. Feinde und Konkurrenten oder Nahrungsmangel und Lärm als exogene Stressoren oder Angst, Schmerz oder innere Konflikte als endogene Stressoren.

EINTEILUNG DER STRESSOREN NACH HERKUNFT UND ART DER WAHRNEHMUNG

Exogene Stressoren	Endogene Stressoren
sensorisch/psychisch	
Erwartungsdruck/Arbeitsbelastung/ Termine/Verkehr/Flug	Unangenehme Gefühle
	Schmerz/Angst/Furcht
Reizüberflutung/Jetlag/Zeitdruck	Hunger/Durst
Auseinandersetzungen/Aggression im sozialen Umfeld/Isolation	Krankheitsgefühl
	Versagensängste
Bedrohung durch Menschen/Tiere	Wut/Scham
Naturereignisse (Hitze/Kälte/Feuer/etc.)	Einsamkeit
Nahrungs-/Wasser-/Sauerstoffmangel	Aufregung/Anspannung
Lärm/Verletzung/Blutverlust	Intrapsychische Konflikte
	Schlafstörungen
	Störung innerer Rhythmen
physisch/zellulär	
Körperliche Belastungen	Erschöpfungszustände
Verletzungen/Blutverlust	Entzündungen
Schädliche Strahlung	Autoimmunerkrankungen/Krebs
Giftige Substanzen inkl. Nikotin, Krebserregende Substanzen/Alkohol	Oxidativer Stress bei Zellatmung
	Schädliche Stoffwechselprodukte
Nahrungs-/Wasser-/Sauerstoffmangel	Zellschäden/Zellverluste
Krankheitserreger	

Die Stressreaktion

Im Laufe der Evolution wurden immer komplexere Mechanismen entwickelt, um mit Belastungen oder bestimmten Situationen umzugehen. Ein bekanntes Beispiel ist die „Kampf oder Flucht"-Reaktion, die unseren Vorfahren eine rasche Reaktion in Gefahrensituationen erlaubte. Für unsere Vorfahren war die dabei stattfindende Ausschüttung von Stresshormonen (z.B. Adrenalin) und vermehrte Zuckerausschüttung als Energielieferant für die Muskeln, sowie die Aktivierung der Blutgerinnung sehr nützlich. Heutzutage ist dies jedoch gefährlich für unsere Gesundheit, da wir in den meisten Situationen die dazugehörige körperliche Aktivität gar nicht zeigen können und den Stress damit nicht ausleben können (z.B. bei einem Konflikt im Büro).

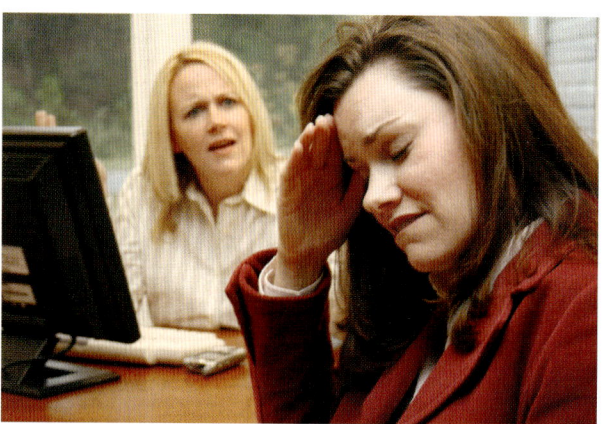

Kampf oder Flucht? Beides müssen wir uns oft verkneifen und die Situation aushalten.

Stattdessen müssen wir eine Situation oft aushalten, ohne zu kämpfen oder zu fliehen, die oben genannte körperliche Reaktion läuft aber dennoch ab. Was läuft nun eigentlich bei der Stressreaktion tatsächlich in unserem Körper ab?

Stress in Körper und Seele – die verschiedenen Ebenen

Stress ist ein umfassendes körperliches und seelisches Phänomen. Zentral beteiligt sind dabei einerseits unser Gehirn als zentrale Schaltstelle unseres Fühlens und Handelns und die übrigen Teile des Nervensystems. Andererseits unser Hormonsystem, das im ganzen Körper wesentliche Reaktionen und Stoffwechselprozesse reguliert. Schließlich gibt es enge Zusammenhänge zwischen Stress und unserem Immunsystem, dem Abwehrsystem gegen Infektionen. In diesem Netzwerk kommen einerseits wesentliche Einflüsse unserer Psyche auf körperliche Vorgänge zum Tragen, andererseits aber ebenso umgekehrte Einflüsse unseres Körpers auf die Seele.

Stress und Nervensystem

Am Beginn der Stressreaktion steht die Wahrnehmung und Bewertung eines Stressreizes durch unser Nervensystem. Besondere Bedeutung dabei hat ein Netzwerk aus Nervenzentren – das limbische System. Es ist die zentrale Schaltstelle für unsere Emotionen und deren körperliche und geistige Auswirkungen. Ein besonders wichtiger Teil des limbischen Systems ist der Mandelkern (Amygdala). Hier werden hereinkommende Reize mit ihrem emotionalen Gehalt verknüpft und die entsprechenden Reaktionen ausgelöst. Die Amygdala hat Verbindungen mit Zentren, die unsere Körperfunktionen regulieren (Blutdruckanstieg, schneller Herzschlag, Pupillenerweiterung und Verminderung des Hautwiderstands durch vermehrtes Schwitzen). Weiters hat sie Verbindungen mit den Hirnzentren, die für die Aufmerksamkeit wesentlich sind, und den vegetativen Hirnzentren, die Atmung und Darmtätigkeit steuern und zu Zentren der Gesichtsmuskulatur (gestresster Gesichtsausdruck). Weiters zu dem Teil der Großhirnrinde, der Angstgefühle erzeugt und zu Zentren, die entsprechende Bewegungsreaktionen auslösen. Durch die enge Verknüpfung mit den Gedächtniszentren im Gehirn bleiben mit Stress verknüpfte Reize auch besonders gut in Erinnerung (oft zu unserem Leidwesen). Andererseits können in Stresssituationen Gedächtnisinhalte schlechter abgerufen werden.

Stress und Hormonsystem – Die schnelle und langsame Stressreaktion

Neben dem Nervensystem ist das Hormonsystem das zweite Signalsystem unseres Körpers. Es ist ebenfalls zentral an der Stressreaktion beteiligt. Zwischen Nervensystem und Hormonsystem existieren viele gegenseitige Wechselwirkungen und Steuerungsmechanismen. Grundsätzlich unterscheiden wir eine „schnelle" und eine „langsame" Stressreaktion. Im Zuge der „schnellen" Stressreaktion werden im Nebennierenmark Katecholamine (v.a. Adrenalin und Noradrenalin) ausgeschüttet. Dies wird durch einen Teil unseres Nervensystems gesteuert, den wir als Sympathikus bezeichnen. Katecholamine wirken auf Herz, Kreislauf, Blutgefäße, Atmung, Skelettmuskulatur, Leber, Darm und Fettgewebe und er-

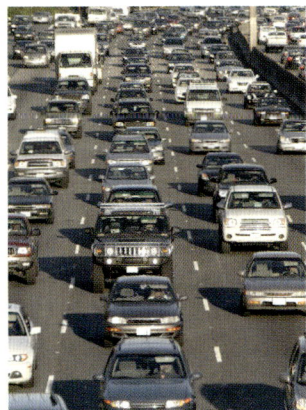

Dauerstress kann unseren Körper und unsere Organe bis an den Rand der Erschöpfung bringen.

höhen die Reaktionsbereitschaft des Organismus. Der Katecholaminspiegel kann bei hoher Belastung auf das mehr als 10-fache ansteigen und Dauerstress kann bis zur Erschöpfung des Nebennierenmarks führen.

Die körperlichen Wirkungen der Katecholamine sind in der nachstehenden Tabelle zusammengefasst.

DIE WIRKUNGEN DER STRESSHORMONE (KATECHOLAMINE)
- Erweiterung der Bronchien
- Erhöhung der Herzfrequenz
- Erhöhung der Schlagkraft des Herzens
- Verengung von Venen, Haut- und Eingeweidegefäßen
- Erweiterung von Muskel- und Herzgefäßen
- Freisetzung von Zucker in Leber und Muskulatur durch Abbau der Stärkespeicher
- Steigerung des Milchsäurespiegels
- Freisetzung von Fetten aus dem Fettgewebe ins Blut. (Zucker und Fette dienen als Energiespender für die Muskulatur)
- Schweißproduktion
- Pupillenerweiterung
- Erhöhte Verklumpungsneigung der Blutplättchen.

Das Nebennierenmark stellt außerdem Endorphine her, die der Schmerzbewältigung dienen. Daher sind wir in Stresssituationen deutlich weniger schmerzempfindlich. All diese Vorgänge dienen ursprünglich der Vorbereitung auf größtmögliche körperliche Reaktions- und Abwehrkraft. Unsere Vorfahren sollten im Gefahrenfall dafür gerüstet sein, einer plötzlichen Gefahr entweder mit Flucht (flight) oder Kampf (fight) zu begegnen. Daher spricht man von der Kampf-oder-Flucht-Reaktion (fight or flight). Dass wir in unserem heutigen Leben die Mehrzahl der stressenden Situationen aushalten müssen, anstatt zu kämpfen oder zu fliehen, ist für viele der nachteiligen Stressfolgen verantwortlich. So verbrauchen die Muskeln die bereitgestellten Energiestoffe nicht und diese entfalten schädliche Wirkungen. Fett, Zucker und verklumpende Blutplättchen verstopfen die Blutbahn. Es kann zu Arteriosklerose und Infarkten in Herz oder Gehirn kommen.

Gleichzeitig mit dieser schnellen Stressreaktion wird über andere Hormone auch die „langsame Stressreaktion" gestartet. Über Signale aus dem Gehirn (Hypothalamus und Hirnanhangsdrüse – Hypophyse) wird in der Nebennierenrinde Cortisol freigesetzt. Cortisol hat ebenfalls zahlreiche Wirkungen.

> **EINIGE WIRKUNGEN VON CORTISOL**
> - Steigerung der Zuckerherstellung in Leber und Muskulatur, Blutzuckeranstieg
> - Lipolyse (Fettabbau und Freisetzung von Glycerin und freien Fettsäuren in die Blutbahn)
> - Hemmung des Knochen- und Bindegewebsaufbaus
> - Verringerung der Immunreaktion

Bei länger erhöhten Cortisolspiegeln drohen Körper und Seele zahlreiche Gefahren: Muskelschwund, Blutzuckererhöhung bis hin zum Diabetes, Fettansatz am Bauch, Verminderung des guten Cholesterins (HDL-Cholesterin), Blutdruckerhöhung, vermehrte Infektanfälligkeit, Übererregbarkeit, Störungen von Appetit und Lustempfinden und Schlafstörungen, Impotenz, Zyklusstörungen und Gedächtnisstörungen.

Stressoren in unserem Alltag

In unserer Gesellschaft werden gerade die psychischen Stressoren oft als besonders belastend erlebt. Sie sind auch für zahlreiche Erscheinungen und Erkrankungen hauptverantwortlich, wie z.B. Arbeitsausfälle, Burnout, Ängste und Depressionen.

Das Stressempfinden unterscheidet sich in verschiedenen Lebensphasen deutlich, z.B. haben Erwachsene andere Möglichkeiten der Stressbewältigung (coping) als ein Säugling (wollen wir zumindest hoffen). Traumatische Erfahrungen und täglicher geringfügiger Stress in frühen Lebensphasen sind oft ausschlaggebend für psychosomatische Symptome im späteren Leben, besonders wenn sie mit einer vererbten Neigung (genetischen Disposition) einhergehen.

Bei Erwachsenen spielt bei psychischen Stressoren vor allem Stress am Arbeitsplatz eine große Rolle. Am häufigsten werden Zeit- und Termindruck, Angst vor Krankheit und Tod, zu viel Arbeit, Doppelbelastung in Haushalt und Beruf, private Probleme und Angst vor Arbeitsplatzverlust genannt. So geht ein unsicherer Arbeitsplatz mit einer dreifach höheren Rate an Depressionen einher.

Der Termindruck entsteht dabei in den meisten Fällen einfach durch zu viele eingeteilte Termine (und ist somit oft selbst gemacht). Gleichzeitig besteht heute ein enorm erhöhter Informationsfluss – so werden täglich 30 Milliarden E-Mails verschickt. Auch das

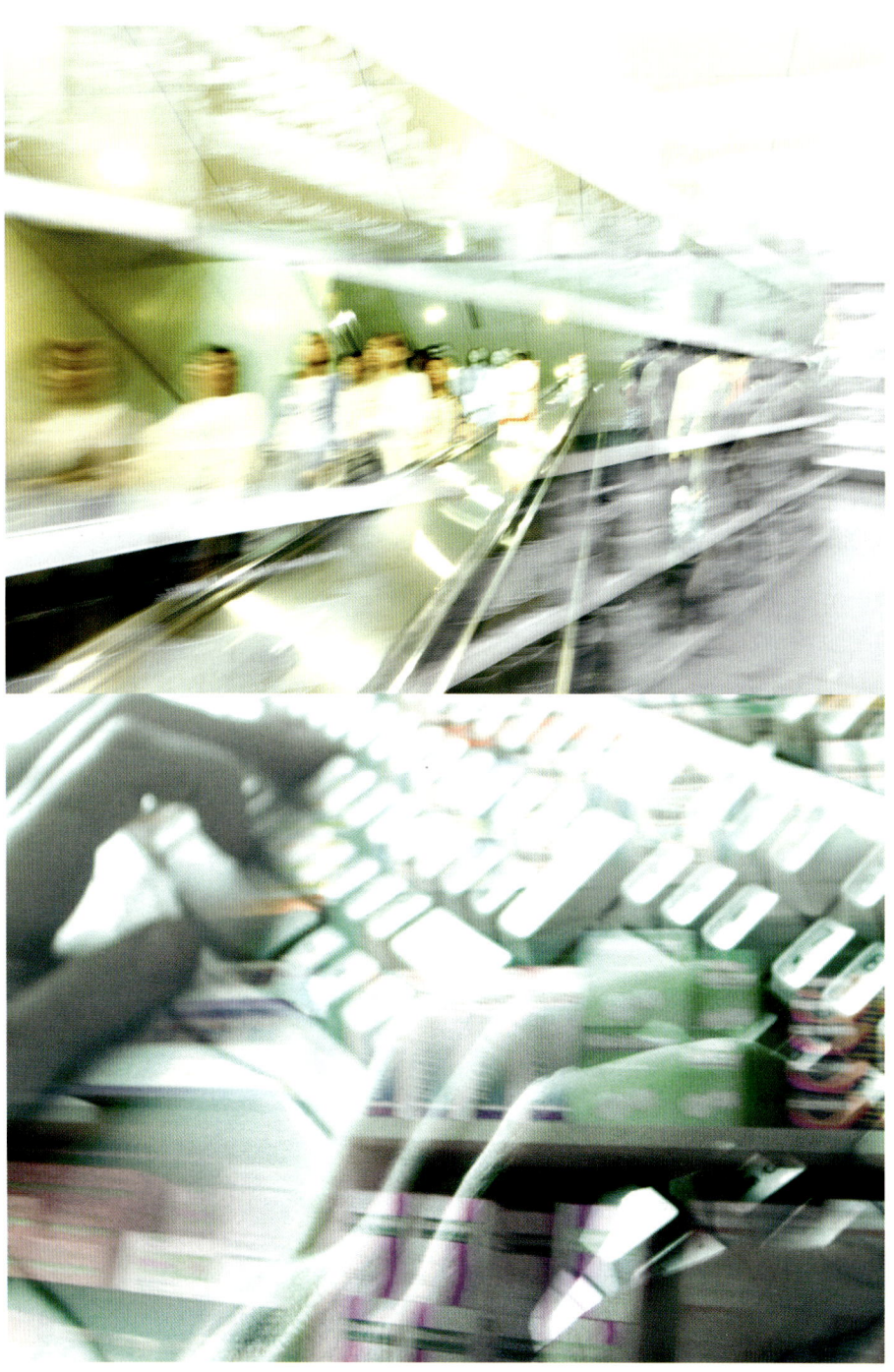

Multitasking, also die gleichzeitige Bearbeitung mehrerer unzusammenhängender Aufgaben, stellt eine große Belastung dar.

Doch es sind nicht nur äußere Belastungen, die uns das Leben schwer machen. In vielen Fällen liegt der Keim des Stresses in uns selbst: durch mangelnde Übereinstimmung zwischen inneren und äußeren Wertesystemen einerseits und den eigenen (wahren) Motivationen (Trieben) andererseits – von Freud auch als Über-Ich und -Es bezeichnet – kommt es zu vermehrtem Auftreten von Schuld- und Schamgefühlen, Angst, Wut und Depressionen. Dies betrifft z.B. nicht erfüllte Bedürfnisse wie nach sozialer Bindung, Selbstbehauptung, Sexualität und nicht ausgelebte Gefühle.

Zu guter Letzt seien auch noch systemisch auf uns einwirkende Stressfaktoren genannt, wie z.B. Strahlen, Umweltgifte, Mangelernährung oder – in unseren Ländern wesentlich häufiger – Überernährung oder auch Lärm. Auf Lärm reagiert der Körper mit einer Ausschüttung von Stresshormonen (Adrenalin, Noradrenalin, Cortisol), chronischer Lärm geht mit einem erhöhten Risiko für Herzinfarkt, erhöhtem Blutdruck (Hypertonie) und bei Kindern mit verminderter Konzentration und geistiger Leistungsfähigkeit einher.

Stress und Geschlecht – Reagieren Frauen und Männer anders?

Frauen und Männer reagieren im Großen und Ganzen sehr ähnlich auf Stress. Ausmaß und Ausprägung der Reaktionen sind allerdings unterschiedlich, ebenso unterscheiden sich die Stressoren, die jeweils besonders relevant sind. Sieht man sich mögliche geschlechtsspezifische Faktoren genauer an, so müssen mehrere Ebenen berücksichtigt werden, wie Physiologie/Biologie, Psychologie, Rollenmodelle und vor allem soziale Ungleichheiten. Diese Ebenen hängen natürlich zusammen und beeinflussen einander gegenseitig.

Physiologische (körperliche) Unterschiede

Hinweise dafür, dass Männer und Frauen unterschiedliche körperliche Reaktionen auf belastende Ereignisse bzw. Stress zeigen, stammen aus mehreren Forschungsgebieten. Frauen etwa schütten in bestimmten Stresssituationen Oxytocin aus, ein Hormon, das typisch weibliches Verhalten wie Beschwichtigen und Suchen von Sozialkontakten begünstigt. Aus der Hirnforschung weiß man außerdem, dass bei Männern und Frauen unterschiedliche Hirnregionen bei Stress aktiv werden. Dies könnte darauf hindeuten, dass das männliche Gehirn stärker auf externe Reize ausgelegt ist, während das weibliche eher auf interne Stressoren achtet.

Psychologische Unterschiede

Auf psychologischer Ebene scheinen Frauen in Stresssituationen eher die Strategie „tend and befriend" (sich kümmern, behilflich sein) zu zeigen, während bei Männern eher die oben erwähnte „fight or flight"-Reaktion (also Kampf und Aggression oder Flucht und Rückzug – z.B. auch in Verdrängung und Süchte) zu beobachten ist. Am Arbeitsplatz scheinen Frauen sowohl Unterstützung als auch Stress stärker über die sozialen Beziehungen zu erleben als Männer.

Rollenbilder

Hinsichtlich der Rollenbilder und -muster wiesen frühere Untersuchungen darauf hin, dass Männer ihre gegenwärtige Position eher als Baustein einer „Karriere" betrachten, während Frauen dazu tendieren, ihre aktuelle Position im Fokus zu haben und diese möglichst gut erfüllen zu wollen. Dies wurde allerdings in jüngerer Zeit wieder infrage gestellt und hängt auch wesentlich von der Sozialisation ab.

Soziale Ungleichheiten

Die derzeit wohl wesentlichsten geschlechtsspezifischen Aspekte sind jedoch deutliche soziale Unterschiede zwischen den Geschlechtern und die Ungleichbehandlung von Männern und Frauen im Arbeitsleben. So erhalten Frauen nach wie vor für gleichwertige Arbeit deutlich weniger Gehalt als Männer, was neben der geringeren Anerkennung auch den Stress der Lebenserhaltung vergrößert. Die weiterhin deutlich häufigere Mehrfachbelastung von Frauen durch Beruf, Haushalt, Kindererziehung und vielleicht auch Sorge bzw. Pflege von Angehörigen stellt eine Hauptquelle von hohem Stress für Frauen dar. Auf der anderen Seite ist die hohe Bedeutung, die Karriere und Einkommen für viele Männer haben, eine ebenfalls große Belastung (die als solche häufig nicht zugegeben wird).

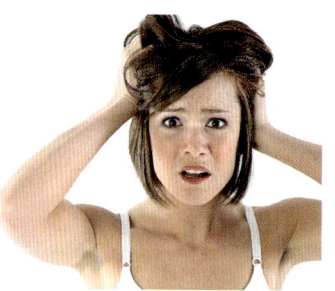

Diese unterschiedlichen Reaktionsmuster und Rollenverteilungen sollten auch in der Stressprävention und Stressbewältigung berücksichtigt werden.

Was Frauen zusätzlich stresst: Weniger Einkommen, weniger Prestige und geringere Karrierechancen als Männer.

Gesundheitliche Folgen von Stress

Zu starker oder lang anhaltender Stress erhöht das Risiko vieler Erkrankungen. Besonders wichtig ist auch das Zusammenwirken von psychosozialem Stress mit körperlichen Stressoren. Außerdem bestehen nicht nur Wirkungen der Psyche auf den Körper sondern auch umgekehrt, sodass die Entstehung von Krankheiten komplexen Wechselwirkungen unterliegt. So kommt es nach einem Herzinfarkt oder bei Krebs häufig zu Depressionen und Angstzuständen, die wiederum die körperliche Erkrankung verschlechtern. Noch ist nicht im Detail geklärt, warum bei verschiedenen Menschen bei ähnlichen Stressoren unterschiedliche Organfunktionen betroffen sind. Offensichtlich hat aber jede bzw. jeder von uns seine bzw. ihre gesundheitlichen Achillesfersen und eine besondere Anfälligkeit für bestimmte Störungen.

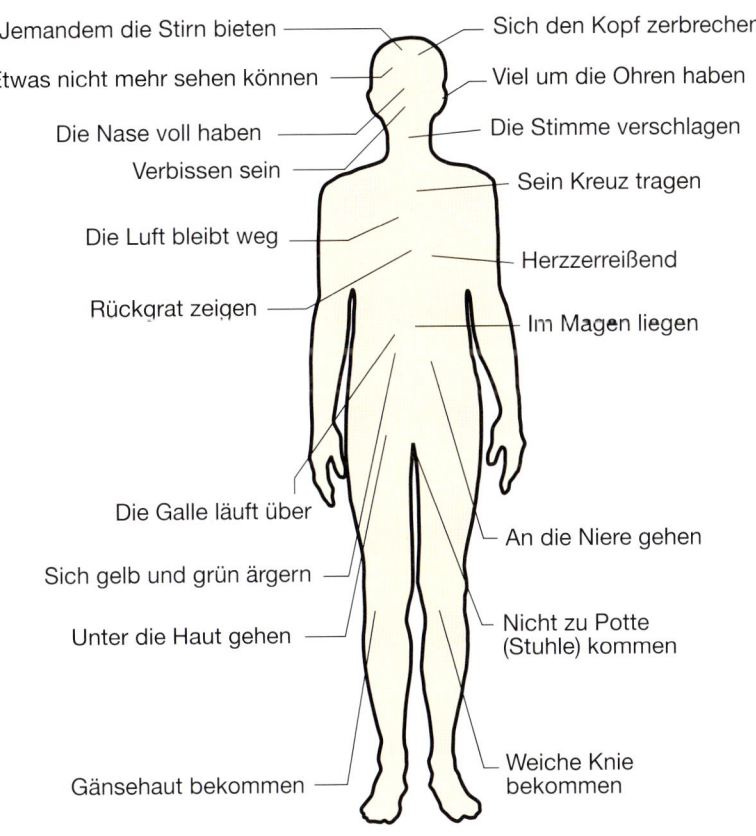

DER VOLKSMUND WEISS, WIE ORGANE SPRECHEN

Psychische Auswirkungen von Stress

Bei Stress schüttet der Körper Stresshormone aus, deren Wirkung grundsätzlich nützlich und überlebensnotwendig ist. Bei zu starkem Stress (z.B. einem seelischen Trauma) oder zu lange anhaltendem Stress (Dauerstress) werden neuronale Systeme geschädigt und psychische Krankheiten können die Folge sein. Stress bei werdenden Müttern kann sich außerdem auf das sich entwickelnde Kind auswirken und es für spätere Stressverarbeitung und Krankheiten empfänglich machen.

Depressionen

Depressionen gehören zu den häufigsten psychischen Störungen und das Risiko, irgendwann im Lauf des Lebens eine (auch vorübergehende) Depression zu bekommen, liegt bei 10 bis 15 %. Frauen sind häufiger betroffen als Männer. Typische Symptome sind anhaltende Niedergeschlagenheit, Hoffnungslosigkeit, verminderter Antrieb, Angst, innere Unruhe, Verlust der sexuellen Lust, Schlafstörungen, bei schweren Fällen bis hin zu Selbstmordgedanken oder tatsächlichem Selbstmord(versuch). Es besteht ein deutlicher Zusammenhang von Depressionen mit Angststörungen, die durch starken Stress im Erwachsenenalter hervorgerufen wurden (Dauerstress, Krankheiten, Lebenskrisen). Je nach genetischer Veranlagung kann bei psychischem Stress eine höhere Wahrscheinlichkeit von Depressionen bestehen. Stress kann dabei in verschiedenen Lebensphasen sowohl die Anfälligkeit für Depressionen erhöhen oder selbst deren Auslöser sein.

Die Posttraumatische Belastungsstörung (PTSD)

Das Lebenszeitrisiko einer PTSD ist 10 %, sie ist damit eine der häufigsten psychischen Störungen. Häufig kommt es dazu nach Vorfällen mit direkter physischer Gewalt, aber auch durch Androhung oder bei Augenzeugen. Kennzeichnend ist ein quälendes, ununterdrückbares Wiederauftreten der Erinnerungen an diese Vorgänge.

Schlafstörungen

Unser Schlaf wird durch tageszeitliche Rhythmen gesteuert. Einerseits durch gewohnte Einschlaf- und Aufwachzeiten, andererseits durch die bloße Dauer des Wachzustandes. Schlafstörungen sind eines der häufigsten Symptome bei Stress. Bei 40 % der Bevölkerung bestehen Schlafstörungen bei vermehrtem Stress, bei 60 % davon sind diese chronisch. Schlaflosigkeit kann sich dabei als Störung des Einschlafens und/oder des Durchschlafens äußern. Das individuelle Schlafbedürfnis ist sehr unterschiedlich und es sind noch nicht alle Funktionen des Schlafs geklärt. Dauernder Schlafentzug führt zunächst zu Müdigkeit und Leistungsminderung, kann bei weiterem Andauern jedoch sogar tödlich sein. Man weiß, dass unser Schlaf wichtig für Lernen und Gedächtnis ist. So werden im Gehirn im Schlaf dieselben Regionen aktiv, die tagsüber beim Erlernen bestimmter Aufgaben aktiv waren. Bei Schlafentzug kommt es zu Lernverminderung.

Neben äußeren Faktoren (Lärm, Licht, Schichtarbeit) und körperlichen Faktoren (Schmerz, Atemaussetzer im Schlaf, Krankheiten) spielen vor allem psychische Faktoren eine zentrale Rolle: akuter und chronischer Stress, innere Konflikte, psychische Traumata und Depressionen gehen häufig mit Schlafstörungen einher. Dazu kommt noch die Erwartung, dass man schlafen muss und die Angst davor, wieder nicht zu schlafen, was alles noch verstärkt.

Bei Stress kann es zur Störung der Tagesrhythmik der Ausschüttung der Stresshormone kommen, was auch zur Schlafstörung beiträgt.

Burnout – Wenn der Stress zu viel wird

Burnout ist in der heutigen Arbeitswelt ein gravierendes Problem. So lassen sich beispielsweise bei über 20 % der ÄrztInnen manifeste Burnout-Symptome nachweisen – häufig schon in jungen Jahren – und über 50 % gelten als Burnout-gefährdet. Burnout ist aber auch in vielen anderen Berufsgruppen beschrieben worden. Neben schwer wiegenden Folgen für die Betroffenen hat Burnout auch massive Auswirkungen auf die Qualität der geleisteten Arbeit und negative ökonomische Folgen.

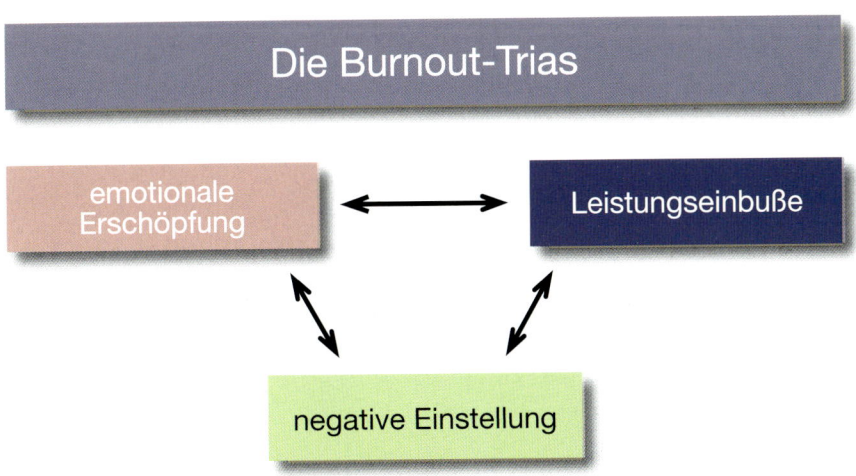

Burnout ist gekennzeichnet durch emotionale und körperliche Erschöpfung, einhergehend mit einer gleichgültigen oder zynischen Einstellung gegenüber KlientInnen, KollegInnen oder KundInnen (Depersonalisation - Zynismus), einer negativen Einschätzung der persönlichen Leistungskompetenz, teilweisem sozialem Rückzug aus der Arbeit und verminderter Leistungsfähigkeit.

Es geht einher mit körperlichen Symptomen und Erkrankungen sowie psychischen und mentalen Erkrankungen. Als besonders gefährdet gelten Berufsgruppen, in denen die persönliche Zuwendung zu anderen Menschen einen wesentlichen Teil der Tätigkeit ausmacht.

BURNOUT-SYMPTOME

KÖRPER
Herzbeschwerden
Verdauungsbeschwerden
Kopfschmerzen
Müdigkeit
Muskelverspannungen
Lustlosigkeit
Sexuelle Funktionsstörungen

EMOTION
Nervosität, Unruhe
Depressive Verstimmung
Verlust von Freude
Fehlende Motivation
Kontaktverlust zu Kunden, Kollegen und Freunden
Innere Leere
Vermindertes Selbstwertgefühl

GEIST
Konzentrationsschwierigkeiten
Entscheidungsschwäche
Fehlende Ziele
Verminderte Belastbarkeit
Verlust von Kreativität

VERHALTEN
Anfangs Hyperaktivität
Später Alkoholkonsum und andere Süchte
Rückzug
Fehlleistungen

WAS IST STRESS?

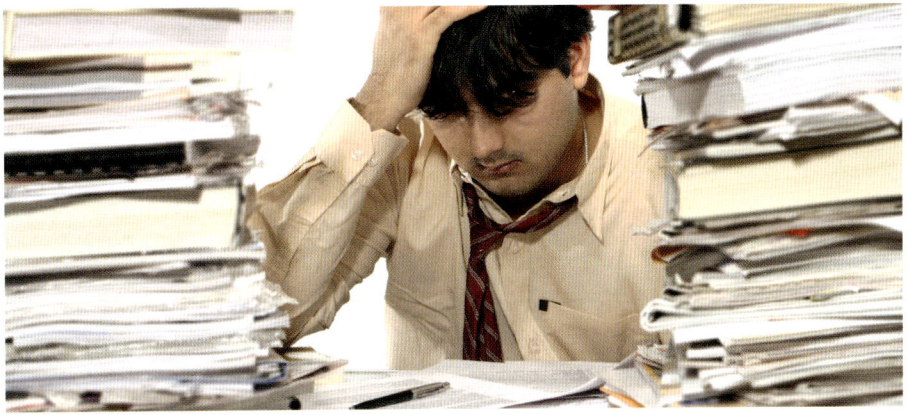

In der Entstehung von Burnout spielen individuelle und organisations- und arbeitsplatzbezogene Faktoren eine Rolle, die in den folgenden Tabellen genannt sind.

BURNOUT-FÖRDERNDE GLAUBENSSÄTZE UND VERHALTENSMUSTER

- „Anerkennung und Liebe bekomme ich nur durch Leistung."
- „Es muss perfekt sein, ich darf keine Fehler machen."
- „Ich muss es alleine schaffen, ich muss die Kontrolle behalten."
- Arbeit/meine Tätigkeit als einzige Lebens-Quelle
- Dauertätigkeit als Ablenkungen von Konflikten, innerer Leere oder traumatischen Erinnerungen

BURNOUT-FÖRDERNDE ARBEITSBEDINGUNGEN

- Arbeitsüberlastung und Zeitdruck
- Mangel an Mitbestimmung und Kontrolle
- Mangel an Gemeinschaft (Unterstützung, Kommunikation, Konflikte)
- Unfairness
- Konflikte zwischen meinen Werten und denen der Organisation

Die Burnout-Spirale

Burnout ist ein schleichender, phasenhaft entstehender Prozess, man spricht auch von der Burnout-Spirale.

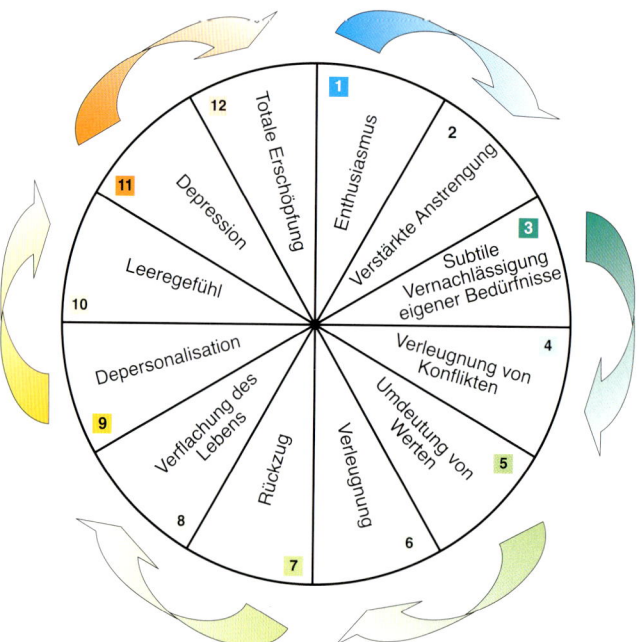

Am Beginn von Burnout steht häufig idealistisches Überengagement und besonderer Leistungswille, zu denen sich allmählich eine subtile Vernachlässigung der eigenen Bedürfnisse gesellt. Allmählich beginnen jedoch Ermüdung und Frustration stärker zu werden, die Bereitschaft anderen zu helfen sinkt. Erste körperliche Symptome sowie Schlaf- oder Konzentrationsstörungen können auftreten. Gleichzeitig mit nachlassendem Engagement tritt auch eine depressive Grundstimmung immer mehr in den Vordergrund, oft gepaart mit gleichzeitiger Unruhe und Rastlosigkeit. Die Betroffenen werden ihrer Umwelt gegenüber zunehmend gleichgültig, auch enge Freundschaften und die Familie werden vernachlässigt und das Leben verflacht zusehends. Spätestens zu diesem Zeitpunkt ist professionelle Hilfe dringend nötig. Auch das Gefühl, gar nicht mehr man selbst zu sein, gewissermaßen „neben sich zu stehen" und der Eindruck einer inneren Leere machen sich breit. In den spätesten Stadien schließlich besteht eine schwere Depression bis hin zur Selbstmordgefährdung und eine stationäre Behandlung ist meist unumgänglich.

Der schleichende Beginn und die Verleugnung der Problematik machen es leider oft schwierig Menschen im Burnout zu erreichen und ihnen helfen zu können.

Was tun gegen Burnout?

Allgemein lässt sch feststellen, dass die Maßnahmen gegen Burnout drei Bereiche umfassen: (1) Berufs/Arbeitsbezogene Maßnahmen; (2) Stärkung des sozialen Umfelds/Rückhalts; (3) Ich-Stärkung.

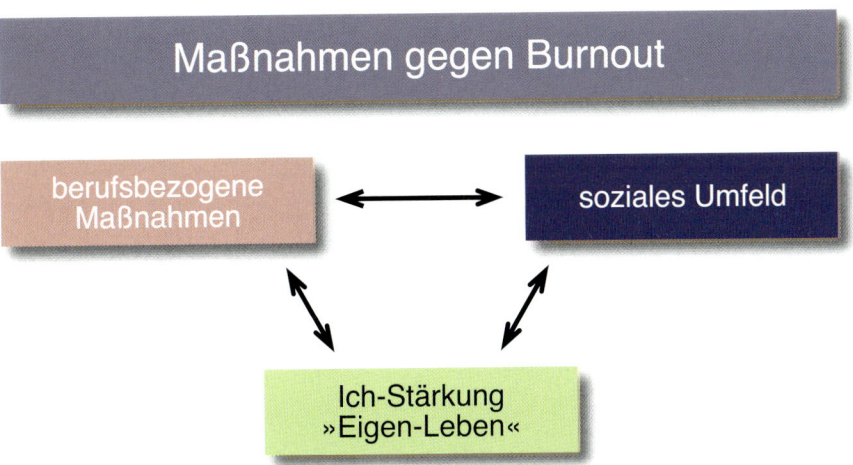

Arbeitsplatzbezogene Maßnahmen umfassen die Verbesserung Burnout-gefährdender Arbeitsbedingungen, Techniken zum besseren Umgang mit Stress inkl. diverser Entspannungstechniken, weiters Zeitmanagement sowie Fort- und Weiterbildung. Die Stärkung sozialer Systeme (Familie, Freunde, private Aktivitäten) kann helfen gleichsam Gegenwelten zur beruflichen Tätigkeit aufzubauen. Der dritte und wesentlichste Bereich könnte mit folgender Frage treffend charakterisiert werden: „Manche Dinge führen ein Eigen-Leben – Sie auch?"

Stress und körperliche Erkrankung

Herz-Kreislauf-Erkrankungen und Arteriosklerose

Es besteht ein eindeutiger Zusammenhang zwischen chronischem Stress und Herz-Kreislauf-Erkrankungen. Chronischer Stress am Arbeitsplatz oder in der Familie, belastende Lebensereignisse, Depressionen und soziale Isolation gehen mit einem erhöhten Risiko der Verkalkung und Verengung von Blutgefäßen (Arteriosklerose) und für Herz-Kreislauf-Erkrankungen (z.B. Bluthochdruck) einher. Bei Menschen mit Depressionen ergaben Untersuchungen ein 4-5-faches Risiko von Herz-Kreislauf-Erkrankungen. Bei Personen in Situationen mit hohen Anforderungen und niedriger Entscheidungsmöglichkeit zeigte sich ein bis zu 4-faches Risiko. Dauerstress am Arbeitsplatz und in der Familie erhöht das Herzinfarktrisiko bei Männern über 2-fach, bei Frauen um das 1,5- fache. Auch Wohnen bei hohem Verkehrslärm geht mit einem 30 % höheren Herzinfarktrisiko bei Männern einher.

Auch Lebensstil-Stressoren haben einen wichtigen Einfluss auf Herz-Kreislauf-Erkrankungen: Rauchen, hoher Alkoholkonsum, Übergewicht, mangelnde Bewegung. Leider führen Stressoren und Stressreaktionen bei vielen Menschen aber auch zu nachteiligen Veränderungen ihres Gesundheitsverhaltens: alltägliche Beruhigungsmittel wie Zigaretten, Alkohol, Schlafmittel; zu wenig Zeit für Erholungspausen, unregelmäßige Einnahme der Mahlzeiten und unausgewogene Zusammensetzung der Nahrung; zu wenig Schlaf; zu wenig Bewegung (Freizeitaktivitäten, Ausgleichssport). Solch eine gesundheitsschädigende Lebensweise vermindert nicht nur die eigenen Leistungsmöglichkeiten und setzt damit die persönliche Belastbarkeit und Stresstoleranz herab, sie wirkt auch ihrerseits wieder als belastendes Lebensereignis und Stresssituation. Es entsteht ein Teufelskreis, bei dem Ursache und Wirkung oft nicht mehr voneinander zu trennen sind.

Magen-Darm-Erkrankungen

Magen-Darm-Erkrankungen sind eine häufige Stressfolge. Es kommt zu einer verminderten Magendurchblutung, gleichzeitig zu einer verstärkten Schmerzwahrnehmung und Entzündungsreaktion. Schließlich geht auch ein erhöhter Spiegel des Stresshormons Cortisol mit der Gefahr einer Magenschädigung einher. Der bei Magengeschwüren oft beteiligte Keim Helicobacter pylori führt wiederum zu entzündlichen Prozessen. Dadurch können auch DNA-Schäden ausgelöst und das Krebsrisiko erhöht werden. Auch beim Reizdarm-Syndrom bestehen entzündliche Prozesse mit einem Beitrag durch chronischen Stress und seelische Traumata.

Atemwege

Es ist bekannt, dass Asthma häufiger bei Depressionen auftritt. Auch Asthmaanfälle werden häufig in Konfliktsituationen ausgelöst. Die entzündlichen Prozesse bei Asthma können durch seelischen und körperlichen Stress noch verstärkt werden (aber natürlich auch durch Rauchen!).

Immunerkrankungen wie Polyarthritis/Rheuma, Multiple Sklerose
Es bestehen Hinweise, dass psychosozialer Stress über das Immunsystem auch an der Entstehung und am Verlauf von so genannten Autoimmunerkrankungen beteiligt sein kann. Dies sind Erkrankungen, bei denen sich das Immunsystem gegen den eigenen Körper richtet. Durch die vielen Verknüpfungen zwischen Immunsystem und Stressreaktion ist ein solcher Zusammenhang auch plausibel.

Migräne
Bei Migräne kommt es typischerweise zu halbseitigen starken Kopfschmerzen, die bis zu 72 Stunden dauern können. Sie sind oft begleitet von Übelkeit und Erbrechen, Licht- und Lärmempfindlichkeit, Sehstörungen und manchmal auch von neurologischen Ausfallssymptomen. Häufig kommt es zu Migräneattacken bei erhöhtem Stress. Bei vielen Patienten kommt es aber auch gerade in der Entspannungsphase nach vorangehendem übermäßigem Stress zur Migräne.

Stress und Krebs
Bösartige Tumore entstehen durch genetische Veränderungen (Mutationen) und Schäden der DNA. Der Zusammenhang zwischen psychischem Stress und Krebsentstehung ist noch nicht eindeutig geklärt. Ein möglicher Zusammenhang kann aber z.B. durch Hemmung des Immunsystems durch chronischen Stress und DNA-Schäden durch oxidativen Stress der Zellen bestehen.

Das Immunsystem spielt eine wichtige Rolle bei der Abwehr von Krebs, es bekämpft einzelne entstandene Krebszellen, sodass diese absterben. Eine Hemmung des Immunsystems könnte daher die Krebsentstehung fördern, vor allem bei Krebsarten, die mit Virusinfektionen zusammenhängen. In Tierexperimenten fand sich eine verstärkte Krebsentstehung und Absiedelung (Metastasierung) bei starkem Stress, z.B. auch bei sozialer Isolation. Außerdem gibt es Hinweise für einen Zusammenhang zwischen psychischem Stress und der Erhöhung der krebserregenden Wirkung von Alkoholkonsum und Rauchen. Weiters gibt es Hinweise für eine bessere Überlebensrate von Krebspatienten bei adäquater Behandlung der begleitenden Depressionen. Großangelegte statistische Analysen sprechen außerdem dafür, dass das Risiko bestimmter Krebsarten bei tiefen Lebenseinschnitten und damit einhergehendem seelischen Stress steigt, z.B. von Lymphdrüsenkrebs, Melanom, eventuell auch von Brustkrebs.

WAS TUN BEI STRESS?

Kennen Sie das auch? Frühmorgens müssen die Kinder rechtzeitig in den Kindergarten und in die Schule, im Büro wartet man schon mit dem ersten Meeting auf Sie, nach gelaner Arbeit geht's ab in den Supermarkt, dann noch Wäsche waschen und die Unterlagen für den morgigen Termin durchsehen. Wir leben in stressigen Zeiten, machen uns viel Stress aber auch selbst. Wir zeigen Ihnen die besten Strategien, damit Sie den Stress im Griff haben – und nicht umgekehrt.

> Einige Gründe, Ihren Stress zu managen:
> ▶ bessere Gesundheit
> ▶ ein wahrscheinlich längeres Leben
> ▶ mehr Freude und Energie

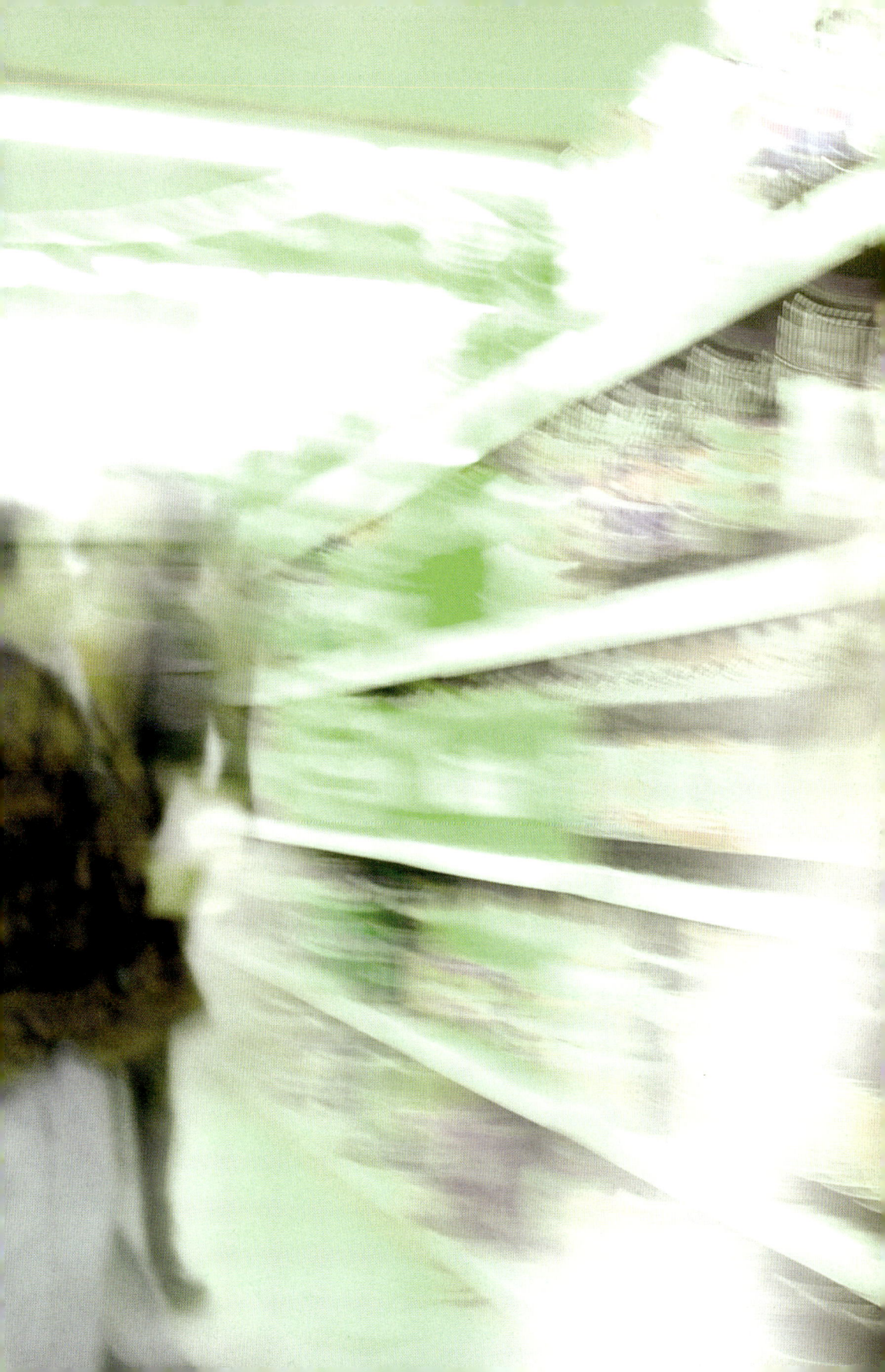

Formen des Stressmanagements

Übermäßigem Stress in unserem Leben können wir auf verschiedene Weise begegnen:

▶ Wir können den Stress selbst beeinflussen bzw. Situationen, die Stress hervorrufen ändern oder vermeiden – wenn das möglich ist.

▶ Auch wenn wir die Situationen nicht ändern können, können wir die Art und Weise ändern, wie wir sie wahrnehmen und bewerten.

▶ Auch wenn wir die Situationen und unsere Bewertung nicht ändern können, können wir lernen die Auswirkungen von Stress zu ändern, wir können lernen unseren Körper zu entspannen und unseren Geist zu beruhigen.

Wie gestresst sind Sie?

Bereits am Beginn des Buches hatten Sie die Möglichkeit, das Ausmaß Ihres Stresses subjektiv einschätzen zu können (s. S. 10).

Um ein kompletteres Bild von Ihrem Stress zu bekommen, ist jedoch auch eine objektivere Methode sinnvoll, da wir nicht immer gut spüren, wie sehr wir im Stress sind. Aus diesem Grund haben Sie nun auch Gelegenheit folgenden Fragebogen auszufüllen. Kreuzen Sie bei jeder Frage die entsprechende Spalte an und zählen Sie dann die Punkte zusammen.

STRESS-FRAGEBOGEN	nie 0	manchmal 1	oft 2	sehr oft 3
Erschöpfung oder Müdigkeit				
Herzklopfen				
Schneller Pulsschlag				
Verstärktes Schwitzen				
Schnelle Atmung				
Schmerzender Nacken oder Schultern				
Rückenschmerzen				
Zähneknirschen oder Zähne zusammenbeißen				
Pickel oder Hautausschläge				
Kopfschmerzen				
Kalte Hände oder Füße				

WAS TUN BEI STRESS?

	nie	manchmal	oft	sehr oft
	0	1	2	3
Engegefühl in der Brust				
Übelkeit				
Durchfall oder Verstopfung				
Magenprobleme				
Nägel kauen				
Nervöse Zuckungen oder Tics				
Schwierigkeiten beim Schlucken oder trockener Mund				
Erkältungen oder Grippe				
Fehlende Energie				
Überessen				
Gefühl der Hilflosigkeit oder Hoffnungslosigkeit				
Übermäßiger Alkoholkonsum				
Übermäßiges Rauchen				
Missbrauch von Drogen oder Medikamenten				
Gefühl der Belastung				
Nervosität oder Ängstlichkeit				
Erhöhte Gereiztheit				
Sorgenvolle Gedanken				
Ungeduld				
Gefühl der Depression				
Fehlendes sexuelles Interesse				
Wut				
Schlafstörungen				
Vergesslichkeit				
Rasende oder störende Gedanken				
Gefühl der Rastlosigkeit				
Konzentrationsstörungen				
Weinanfälle				
Regelmäßige Abwesenheit vom Arbeitsplatz				

Hier können Sie Ihren Wert zuordnen:

0 – 19: niedriger als der Durchschnitt   20 – 39: Durchschnitt
40 – 49: höher als der Durchschnitt   **50 und höher:** viel höher als der Durchschnitt

Besonders wenn Sie ein höheres Ergebnis haben als der Durchschnitt, ist es Zeit etwas gegen Ihren Stress zu unternehmen. Dafür ist es auch gut zu wissen, was die wichtigsten Ursachen für Ihren Stress sind.

Woher der Stress kommt

Hier haben Sie die Möglichkeit, etwaige Stressfaktoren zu identifizieren und nach ihrer Wichtigkeit zu reihen. Kreuzen Sie dazu zuerst auf folgender Tabelle jeweils den entsprechenden Wert an.

IN MEINEM ALLTAG FÜHLE ICH MICH BELASTET DURCH:	sehr 4	eher 3	mäßig 2	eher nein 1	gar nicht 0	Rang-reiher
Termindruck, Zeitnot, Hetze						
Schwierigkeiten, Berufs- und Privatleben miteinander zu verbinden						
Große familiäre Verpflichtungen (im Haushalt, Pflege von Angehörigen etc.)						
Unzufriedenheit mit der Verteilung der Hausarbeit						
Große soziale Verpflichtungen (Vereine, Organisationen etc.)						
Gesundheitliche Probleme (Krankheiten, Folgen von Krankheiten, chronische Leiden) bei mir oder anderen						
Das Gefühl, allgemein nicht ausgelastet zu sein						
Lange Anfahrten zur Arbeit, häufige Dienstreisen						
Ehe- oder Partnerschaftskonflikte						
Probleme mit den Kindern						
Finanzielle Sorgen (z.B. Arbeitslosigkeit, Schulden)						
Hohe Verantwortung am Arbeitsplatz (z.B. großes Risiko, Schaden zu verursachen)						
Unzufriedenheit mit meinem Arbeitsplatz (Unterforderung, mangelndes Interesse)						

IN MEINEM ALLTAG FÜHLE ICH MICH BELASTET DURCH:	sehr 4	eher 3	mäßig 2	eher nein 1	gar nicht 0	Rang-reiher
Unzufriedenheit mit meinen Arbeitsbedingungen oder -zeiten (z.B. Lärmbelästigung, Schichtarbeit)						
Störungen bei der täglichen Arbeit (z.B. ständiges Unterbrechen, schlechte Planung)						
Verschiedene Anforderungen am Arbeitsplatz, denen ich nicht gleichzeitig gerecht werden kann						
Zu viel Arbeit						
Einführung neuer Arbeitsmethoden und Technologien						
Informationsüberflutung						
Persönliche Spannungen am Arbeitsplatz (z.B. mit Kollegen, Vorgesetzten oder Kunden)						
Mangelnde Anerkennung der eigenen Arbeitsleistung						
Unstimmigkeiten im Verwandtenkreis						
Häufig wiederkehrende Auseinandersetzungen mit anderen Personen (z.B. Vermietern, Mietern oder Nachbarn)						
Unzufriedenheit mit der Wohnsituation (z.B. Lärm, schlechte Lage, zu wenig Raum)						
Zeiteinteilung des Tagesablaufs (z.B. zu wenig oder zu viel Freizeit, zu wenig Schlaf)						
Befürchtungen einer drohenden Verschlechterung der bestehenden Lebenssituation (z.B. durch, Arbeitslosigkeit, Krankheit)						
Sonstiges:						

Auswertung siehe Seite 38

Auswertung: Gehen Sie die einzelnen Belastungen noch einmal durch und überlegen Sie, wie schwer die jeweilige Belastung in Ihrem Alltag wiegt. Gewichten Sie die Belastungen, die Sie mit „sehr" oder „eher ja" angekreuzt haben, mit einem Punktwert: Sie haben insgesamt 10 Punkte zur Verfügung, die Sie auf die verschiedenen Belastungen je nach ihrer Schwere verteilen können (Rangreiher). Sie können natürlich auch – im Extremfall - alle 10 Punkte für eine Belastung vergeben. Die anderen Belastungen erhalten dann keinen Punkt. Sie erhalten auf diese Weise eine Rangordnung Ihrer Belastungen.

MEINE PERSÖNLICHE BELASTUNGSHIERARCHIE

1	
2	
3	
4	
5	

Eine gute Möglichkeit, den eigenen Anteil an Ihrem Stress besser zu erkennen, ist, auch eine Stresssituation zu notieren und Folgendes auf einer Skala von 1 – 10 zu überlegen:

1. Wie war die tatsächliche Bedeutung der Situation? (1 – 10)

2. Welches Ausmaß an Stress hat mir die Situation verursacht? (1 – 10)

Überlegen Sie auch:

▶ Wann gelingt es Ihnen besser mit dem Stress/Belastungen umzugehen?

▶ Woran merken Sie das?

▶ Was tun Sie dann anderes?

▶ Wer außer Ihnen merkt es noch?

In diesem Buch zeigen wir Ihnen nur einige mögliche erste Schritte zu bestimmten Entspannungsübungen. Probieren Sie einfach ein paar Mal aus, was zu Ihnen passt. Wählen Sie Werkzeuge, die Ihnen gefallen. Dann können Sie sich in Kursen oder mit weiterführender Literatur genauer damit beschäftigen.

Körper und Stress

Verspannungen lösen, wegatmen

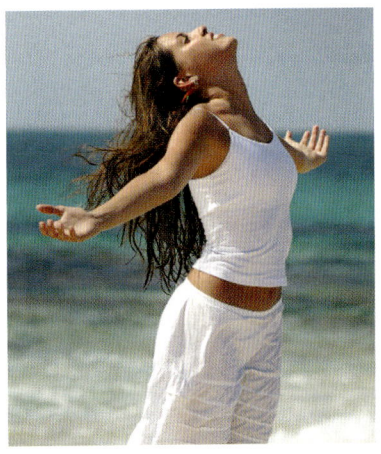

Richtiges Atmen ist eine einfache und gute Methode zum Abbau von Stress. Eine Änderung des Atemmusters kann zu besserer Entspannung verhelfen.

Beurteilen Sie einmal Ihre Atmung: Legen Sie sich auf den Rücken und legen Sie die rechte Hand auf Ihren Bauch und die linke Hand auf Ihre Brust. Beobachten Sie, ob Sie ruhig, langsam und regelmäßig atmen. Bei richtiger Atmung sollte sich die Hand auf Ihrem Bauch heben und senken, die Hand auf Ihrer Brust hingegen nur wenig bewegen.

EINE EINFACHE ATEMÜBUNG

1. Legen oder setzen Sie sich bequem hin und legen Sie eine Hand auf Ihren Bauch und eine Hand auf Ihre Brust.
2. Jetzt atmen Sie durch Ihre Nase ein und zählen im Kopf bis 3. Beachten Sie, dass sich die Hand auf Ihrem Bauch hebt und die Hand auf der Brust nur wenig bewegt.
3. Während Sie ausatmen zählen Sie langsam bis 4 und beobachten Sie, wie sich die Hand auf Ihrem Bauch langsam senkt.

Variationen:

Sie können auch durch den Mund ausatmen und dabei die Lippen nur wenig öffnen, sodass die entweichende Luft einen geringen Widerstand überwinden muss. Dabei können Sie auch einen tiefen Ton summen.

Sie können sich auch beim Einatmen vorstellen, dass sie eine Energie einatmen, die vom Gesäß über Ihren Rücken hinauf bis zu Ihren Schultern strömt. Beim Ausatmen fühlen Sie, wie die Energie über Brust und dann den Bauch bis in Ihre Beine strömt.

Versuchen Sie einmal für bis zu 3 Minuten so zu atmen. Vielleicht haben Sie mehrmals täglich dazu Gelegenheit. Dies können sie auch zwischendurch am Schreibtisch machen. Es geht nicht darum es „perfekt" zu machen. Viel wichtiger ist es, die Übung immer wieder zu machen, bis es zur Gewohnheit wird.

Progressive Muskelentspannung

Dies ist eine Methode, um durch vorherige bewusste Anspannung bestimmter Teile des Körpers zu tieferer Entspannung, vor allem der Muskulatur, zu kommen.

EINE EINFACHE ÜBUNG

Suchen Sie einen Ort, an dem Sie Ruhe und eine ruhige Atmosphäre haben. Legen oder setzen Sie sich bequem hin.

1. Machen Sie eine Faust mit der rechten Hand und spannen Sie die Muskeln der rechten Hand und des rechten Armes mit ca. 3/4 Ihrer vollen Kraft an.
2. Halten Sie diese Anspannung für etwa 7 Sekunden.
3. Lassen Sie die Spannung relativ rasch los und fühlen Sie, wie Ihre Muskeln sich entspannen. Lassen Sie das Gefühl der Entspannung in den nächsten 30 Sekunden noch tiefer werden. Dann wiederholen Sie die Schritte 1 – 3.

Anschließend können Sie diese Übung mit einer anderen Muskelgruppe machen. (z.B. dem linken Arm, einem Bein, Stirnrunzeln, Schultern hochziehen).

Autogenes Training

Autogenes Training ist eine Möglichkeit sich selbst (v.a. das vegetative Nervensystem) durch Suggestion in einen Entspannungszustand zu versetzen. Schon die Vorstellung von Veränderungen in Ihrem Körper, z.B. einem ruhigeren Herzschlag, kann diese Änderungen herbeiführen. Je besser und regelmäßiger Sie es üben, umso rascher wird es Ihnen gelingen. Wenn Sie autogenes Training gut beherrschen, werden Sie es auch mitten in stressreichen Situationen anwenden können.

HIER EINE KURZE ANLEITUNG, WIE SIE ES AUSPROBIEREN KÖNNEN

Suchen Sie einen einigermaßen ruhigen Ort und setzen oder legen Sie sich so hin, dass Ihr Körper gut gestützt ist.

Schließen Sie die Augen und lassen Sie die Gedanken, die kommen, einfach kommen – und wieder weiterziehen. Dies ist ein Zustand passiver Aufmerksamkeit, in dem die Dinge geschehen können und auch wieder vergehen können. Sie nehmen auch die Geräusche der Umgebung wahr, diese sind für Sie aber nicht so wichtig.

Fühlen Sie, wie Sie sitzen oder liegen, lassen Sie Ihre Aufmerksamkeit zu Ihren Füßen wandern, fühlen Sie, wie Sie auf dem Boden stehen oder wie sie liegen. Lassen Sie die Aufmerksamkeit dann zur Lage und Schwere Ihrer Beine ziehen, zu Ihren Händen und Armen, dann zu Ihrem Hals und Kopf, dann zu Ihrer Brust und Ihrem Bauch.

Sagen Sie nun langsam und leise (oder in Gedanken) jeweils dreimal zu sich selbst:
...Ich bin ganz ruhig...(3 x)
beachten Sie dabei, wie Sie bei jedem Ausatmen ein bisschen ruhiger werden und fahren Sie fort: ...Ich bin ganz warm...(3 x)
...Ich bin ganz schwer...(3 x)

Während Sie dies tun, atmen Sie langsam und ruhig ein und aus. (Sie können die Sätze z.B. auch synchron zu Ihrer Atmung zu sich sagen.) Beachten Sie, wie Ihre Arme und Beine sich immer schwerer und wärmer anfühlen.

Als nächstes sagen Sie zu sich:
...Mein Atem ist ruhig und gleichmäßig...(3 x)...
und achten Sie darauf, wie Sie ruhig und regelmäßig atmen.
...Mein Herz schlägt ruhig und regelmäßig...(3 x)...
und fühlen Sie, wie Ihr Herz ruhig und regelmäßig schlägt.
...Mein Sonnengeflecht* ist fließend und warm...(3 x)...
und fühlen Sie die innere Wärme in Ihrem Bauch.

Sonnengeflecht steht für das Nervengeflecht unseres Darmes. Sie können sich dabei auch einfach Ihren Bauch vorstellen.

Wiederholen Sie den gesamten Durchgang dreimal und fühlen Sie, wie Sie immer ruhiger werden, wie die Außengeräusche immer unwichtiger werden. Möglicherweise kommen Ihnen während der Übung auch andere Gedanken. Das macht nichts, sie können diese ruhig kommen lassen und Sie lassen Sie auch wieder weiterziehen...

Für die oben genannten Sätze gibt es auch viele Variationen, z.B. ...mein Herz schlägt ruhig und weich... oder: mein Herz schlägt kraftvoll und regelmäßig... oder: mein Kopf ist hell und leicht... und ähnliche.

Sie können auch verschiedene Bilder verwenden, z.B. das Gefühl, auf einer Wiese zu liegen und von der warmen Sonne beschienen zu werden, sie können das Gras riechen, vielleicht zwitschert ein Vogel, am blauen Himmel ziehen ein paar weiße Wolken vorbei, die Sonne wärmt Sie angenehm, sie spüren Ihre Hände am Gras liegen...

Anmerkung: Möglicherweise haben Sie vielleicht das Gefühl, dass eine solche Übung Sie am Anfang eher unruhiger als entspannter macht. Vielleicht haben Sie auch das Bedürfnis, sich zu bewegen. Für viele Menschen ist es ungewohnt und nicht leicht, so ruhig zu sitzen und zu sich selbst zu sprechen. Wenn Sie jedoch mit der Übung vertrauter werden, werden Sie merken, wie diese Empfindungen allmählich verschwinden und einem Gefühl der Entspannung weichen.

Sie können sich auch diese Sätze aufnehmen und sich selbst vorspielen. Meist ist es jedoch angenehmer, sie hören die Stimme von jemand anderem. Vielleicht bitten Sie einen Freund oder eine Freundin, diese Sätze für Sie aufzunehmen.

Massage

Verschiedene Formen der Berührung und des Drucks können sehr hilfreich zur Entspannung sein. Dazu gehören z.B. verschiedene Massagetechniken, Shiatsu oder Akupressur. Bei der Massage können Sie sich massieren lassen oder sogar selbst massieren.

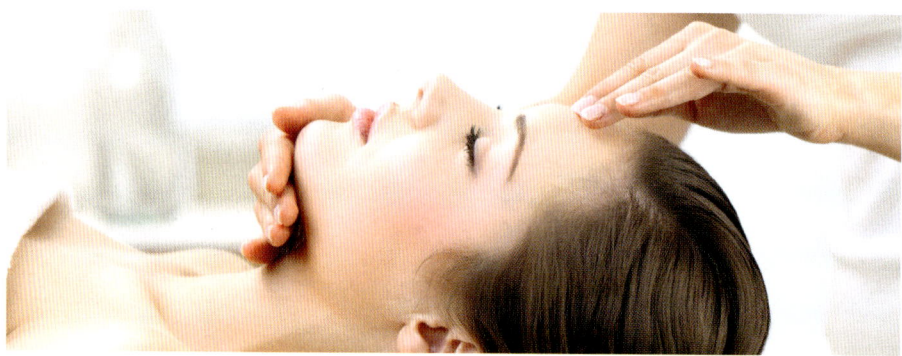

BEISPIELE

...den Daumenballen der linken Hand mit dem Daumen der rechten Hand für 15 Sekunden kreisend massieren.

...ein Bein über das andere kreuzen und Ihren Fuß (ohne Schuhe und Strümpfe) mit beiden Händen durchkneten.

...die Schulter- und Nackenmuskeln mit der gegenüberliegenden Hand zuerst sanft und kreisend, dann stärker massieren.

...Ihre Schläfen mit den Fingerspitzen kreisend massieren.

Schütteln

Fühlen Sie sich oft ganz kribbelig, wenn Sie angespannt sind? Dann ist es vielleicht ein guter Weg, das kribbelige Gefühl richtig auszuschütteln!

> **KURZE ANLEITUNG**
>
> Schütteln Sie im Sitzen oder Stehen Ihre Hände an den Handleglenken für ca. 10 Sekunden, dann weiten Sie das Schütteln auf Arme und Schultern aus. Nach einer Weile (vielleicht 20 Sekunden) lassen Sie die Arme seitwärts herunterfallen.
>
> Dann schütteln Sie ein Bein (vielleicht wollen Sie sich dabei irgendwo anhalten) für ca. 10 Sekunden und dann das andere Bein.
>
> Wenn Sie sich gut ausgeschüttelt haben, bleiben Sie noch etwas stehen oder sitzen und fühlen das Kribbeln im ganzen Körper und noch mehr das Gefühl der Entspannung, dass sich nun eingestellt hat.

Geist und Stress

Heutzutage sitzen viele der Stressauslöser im Kopf. Die Entspannung des Körpers ist eine der besten Möglichkeiten auch den Geist zu entspannen. Dennoch gibt es auch eine Reihe von Möglichkeiten, primär den Geist zu entspannen und runterzukommen von rasenden Gedanken, Sorgen und negativen Gefühlen.

Tu etwas anderes!

Eine der einfachsten Methoden ist ganz etwas anderes zu machen. Da wir uns nur schwer auf zwei Dinge gleichzeitig konzentrieren können, kommt so automatisch auch Ihr Geist auf andere Gedanken. Mögliche Tätigkeiten können Dinge sein, die Ihnen Spaß machen (oder Ihnen früher Spaß gemacht haben, wenn Sie etwas schon lange nicht mehr getan haben), vielleicht ist es Musikhören (oder selbst Musik machen), Spazierengehen, ein Buch oder eine Zeitung lesen, etwas Basteln, Kochen, ins Kino gehen, mit einem Freund/einer Freundin sprechen, Sport machen und vieles andere mehr.

Sie werden möglicherweise merken, dass Sie nach einiger Zeit schon viel ruhiger sind, vielleicht mehr Distanz zu den Dingen haben, die Ihnen Sorgen bereiten, vielleicht diese auch schon von einer anderen Warte aus betrachten können. Dies bedeutet nicht, dass man Probleme primär verdrängen soll. Aber in einem dauerhaft angespannten Zustand, der von Nervosität und Sorgen geprägt ist, können wir unsere Probleme auch nicht besser lösen.

Geh auf Gedankenreise...

Auch dies kann eine hilfreiche und höchst angenehme Möglichkeit sein, den Geist entspannen zu lassen.

> **EINE GEDANKENREISE...**
> Am besten suchen Sie einen Ort, an dem Sie nicht gleich gestört werden und machen es sich bequem.
> Denken Sie an ein Bild, das für Sie angenehm ist – vielleicht eine Erinnerung, ein Ort oder eine erfundene Szene – ein Bild, das für Sie entspannend ist. Vielleicht unternehmen Sie eine Reise an einen schönen Ort...
> Am besten Sie stellen sich diesen Ort mit möglichst allen Details und Sinnen vor –
> wie fühlt sich Ihr Körper dort an? Liegen Sie, oder sitzen Sie, gehen Sie?
> Was sehen Sie in der Nähe und in der Ferne?
> Welche Gerüche nehmen Sie wahr?
> Welches Wetter herrscht? Wie sieht der Himmel aus? Scheint die Sonne?
> Was hören Sie? Ist es das Rauschen des Windes, Vogelgezwitscher, oder Stimmen von Menschen...?
> Sind andere Lebewesen in Ihrem inneren Bild? Wenn ja, was machen sie?

Musik

Musik kann eine wunderbare Möglichkeit sein, unseren Geist und unsere Sinne zu entspannen. Sie kann besänftigend wirken und auch unseren Körper wieder in einen ruhigeren Zustand versetzen. Natürlich mag nicht jeder von uns die gleiche Musik und nicht jede Musik ist entspannend. Üblicherweise wirkt Instrumentalmusik besser als Gesang und der Takt sollte gleichmäßig und langsam sein (am besten etwas unter unserer Herzfrequenz). Instrumente, die der Tonlage der menschlichen Stimme ähneln (z.B. Cello, Oboe) haben eine besonders beruhigende Wirkung auf den Körper.

Welche Musik für Sie die richtige ist, können natürlich nur Sie selbst entscheiden – ist es eher Klassik, z.B. eine Suite von Bach oder ein langsames Stück von Mozart, oder vielleicht mögen Sie Filmmusik oder ruhigen Jazz... Eine gute Möglichkeit zum Entspannen ist auch Meditationsmusik.

Gerüche

Die Geruchsnerven haben einen direkten Draht zum limbischen System in unserem Gehirn und damit zu unseren Emotionen. Nicht umsonst sagen wir: „Wir können jemanden nicht riechen". Dementsprechend eigenen sich Gerüche und Düfte hervorragend zur Verbesserung der Entspannung. Dies können ätherische Öle sein, wie Lavendel, Rose, Orangenblüten oder Jasmin und andere.

> **GERÜCHE...**
>
> ...vielleicht wollen Sie sich einfach einmal vorstellen, wie gerade der Duft frisch gekochten Kaffes durch Ihre Wohnung zieht, wie frisch Gebackenes riecht, eine Vanilleschote. Oder Sie erinnern sich an den Duft einer Rose oder von frisch gemähtem Gras...

Meditation

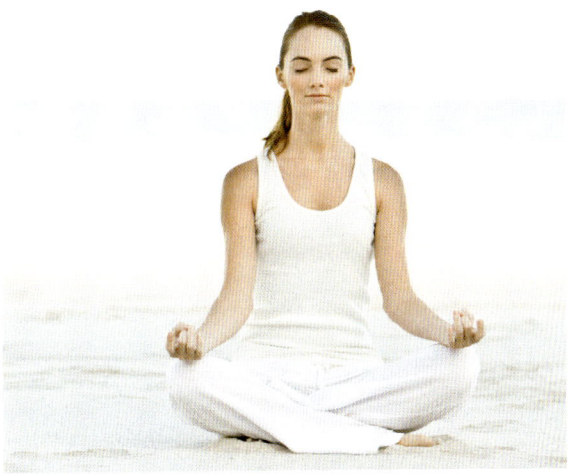

Meditation hat im Fernen Osten eine jahrtausendealte Tradition als ein Mittel, um zu innerem Frieden zu finden. Wenn auch Meditation den Ruf hat, jahrelange Übung zu erfordern, haben auch Sie ziemlich sicher schon mehrmals in Ihrem Leben meditiert. Immer dann, wenn Ihr Geist ruhig, leer und konzentriert ist, sind Sie in einem Zustand, der Meditation sehr nahe kommt. Regelmäßig ausgeübte Meditation ist ein hervorragendes Mittel Körper und Geist zu mehr Ruhe und Gelassenheit zu verhelfen. Es gibt verschiedene Meditationstechniken und eine einfache Vorbereitung zum Meditieren könnte folgendermaßen aussehen:

EINE EINFACHE MEDITATION
1. Suchen Sie einen ruhigen Ort, an dem Sie nicht gestört werden.
2. Nehmen Sie eine bequeme Sitzposition ein. (Es muss nicht am Boden sein, Sie können auch auf einem Suhl sitzen.)
3. Konzentrieren Sie sich auf ein Geräusch, ein Wort, einen Gedanken oder ein Objekt.
4. Akzeptieren Sie andere Gedanken, die vielleicht auch kommen, und lassen Sie wieder gehen.

Dies gelingt Ihnen am Anfang vielleicht nur für kurze Zeit, und möglicherweise fühlen Sie sich unruhig oder „komisch". Es geht nicht darum, es „perfekt" zu machen und mit der Zeit wird es Ihnen gar nicht mehr seltsam vorkommen, sich Zeit zum Meditieren zu nehmen. 20 bis 30 Minuten sind an sich eine anzustrebende Zeitspanne, aber es geht nicht vorrangig um das Erfüllen einer bestimmten Zeit: „5 min wirkliche Meditation sind besser als 20 min geplante, aber nicht durchgeführte."

ALS VARIATION KÖNNEN SIE AUCH EINE ATEM-MEDITATION MACHEN
Ähnlich wie oben setzen Sie sich bequem hin und atmen entspannt.
Konzentrieren Sie sich auf Ihre Atmung und zählen Sie den ersten Atemzug als „1", das folgende Ausatmen als „2" und so weiter bis 10. Dann fangen Sie wieder von vorne an. „Störende" Gedanken lassen Sie kommen und wieder gehen und kehren zum Zählen zurück. (Es ist übrigens kein Problem, wenn Sie sich einmal verzählen.)

Biofeedback

Eine weitere Möglichkeit zu Entspannung zu gelangen ist Biofeedback. Das Prinzip davon ist, dass wir lernen können, alle Körperfunktionen, die wir messen können, auch willentlich zu beeinflussen – sei es Blutdruck, Herzfrequenz, Temperatur von Händen und Füßen, Spannung der Muskulatur und vieles mehr. So ist z.B. die Temperatur unserer Hände abhängig vom Anspannungszustand unserer kleinen Blutgefäße. Wenn wir diese Temperatur mit einem Sensor messen, wird das Signal von einem Computer in einen – je nach Temperatur höheren oder tieferen – Ton umgewandelt. Mit etwas Übung können wir lernen, den Ton zu steuern und damit unsere Fingertemperatur und damit wiederum den Anspannungszustand unserer Blutgefäße.

Ähnliches können wir mit dem Hautleitwert lernen, der umso höher ist, je feuchter unsere Handflächen als Zeichen von Stress sind. Auch Verspannungen im Nackenbereich können so gemessen und beeinflusst werden. Natürlich sollen Sie zur Ausführung nicht immer von einem Computer abhängig sein. Dieser dient lediglich in der Übungsphase als Lernhilfe. Sobald Sie die Methode beherrschen, können Sie diese in vielen Situationen auch ohne Computer rasch abrufen und sich so entspannen. Ein Kollege von mir konnte auf diese Weise seine Rückenmuskulatur entspannen, während er selbst einen Vortrag hielt(!).

ERHOLUNG BEWUSST GESTALTEN

Gestalten Sie Ihre Erholung je nachdem, wie Sie sich gerade fühlen:

Ich fühle mich innerlich unruhig, aufgekratzt, nervös, überreizt.	Suchen Sie entspannende Aktivitäten, durch die die körperliche und seelische Aktivierung reduziert wird. (Entspannungsübungen, Spaziergänge i.d. Natur, Orte der Stille, wenig Reize, leichter Ausdauersport etc.)
Ich bin oft missgelaunt, „habe die Nase voll."	Gleichen Sie einseitige Belastung durch Aktivitäten aus, die brachliegende Interessen und Fähigkeiten stimulieren und nutzen.
Ich fühle mich unausgefüllt, gelangweilt, unterfordert	Suchen Sie sich in der Freizeit neue Herausforderungen (Neues Lernen, Projekte übernehmen, ehrenamtliches Engagement).
Ich bin einfach erschöpft, ausgelaugt, „fix und fertig."	Für Sie sind vor allem Ausruhen und das Tanken neuer Energien angesagt (Vollbad, Sauna, Sonne, „nichts tun", ausreichend schlafen und essen).

Bessere Organisation zur Stressreduktion

Mangelnde Organisation der vielfältigen Aufgaben, die wir haben, ist eine wesentliche Quelle von Stress. Wenn Sie das Gefühl haben, nicht optimal organisiert zu sein, gibt es möglicherweise gute Gründe dafür, z.B. zu wenig Zeit oder Platz. Oder Sie wissen nicht, was Sie tun könnten, um organisierter zu werden. Oder Sie haben vielleicht gar nicht das Bedürfnis danach – in diesem Fall brauchen Sie das Folgende natürlich nicht zu lesen.

Bevor Sie sich überlegen, wie Sie sich und Ihr Leben besser organisieren könnten, wäre es hilfreich einmal zu überlegen, wie es um Ihre Organisation derzeit eigentlich bestellt ist:

EIN PAAR FRAGEN

Wie gut sind Sie denn eigentlich selbst organisiert auf einer Skala von 1 – 10?
Was würde Ihr bester Freund/Ihre beste Freundin über den Grad Ihrer Organisiertheit wohl sagen?
Angenommen, Sie wären so organisiert, wie Sie es gerne möchten, wo stehen Sie dann auf der Skala?
Und angenommen, Sie wären eine Stufe besser organisiert – woran würden Sie es wohl zuerst merken? Und wer außer Ihnen würde es noch merken?

Neben der zeitlichen Organisation spielt heutzutage eine wichtige Rolle, dass wir schlicht und einfach zu vieles anhäufen – oder haben Sie sich das noch nie gedacht? Wann haben Sie zuletzt der Versuchung widerstanden, bei einer Shoppingtour oder beim Studieren eines Prospekts etwas besonders Reizvolles zu kaufen? Und wie beurteilen Sie es aus heutiger Perspektive? Hätten Sie es doch kaufen sollen? Möglicherweise gehören Sie aber gar nicht zu den Menschen, die allzu leicht etwas kaufen. Aber vielleicht fällt Ihnen auf der anderen Seite das Wegwerfen und Entsorgen von Dingen umso schwerer... Und auch dafür haben wir natürlich viele Gründe: „Ich werde es einmal sicher brauchen...", „es kann repariert werden...", „wenn ich nur 10 Kilo abnehme, wird es mir wieder passen..."

EIN SIMPLER PLAN

Ordnen Sie beim Durchforsten Ihre Besitztümer in drei Kategorien ein:
(1) Ich behalte es sicher; (2) ich gebe es sicher weg und (3) ich bin mir nicht sicher.
Alle Dinge aus Kategorie (3) geben Sie in einen Karton, auf dem Sie das Datum in einem Jahr draufschreiben (aber nicht den genauen Inhalt!). Wenn dieses Datum überschritten ist, und Sie in der Zwischenzeit keinen Gegenstand aus dem Karton gebraucht haben – werfen Sie ihn weg, ohne hineinzusehen!
Vielleicht gibt es auch jemanden, der die Dinge, die Sie ausmisten, gebrauchen kann. Es gibt auch immer mehr Stellen, an denen man reparaturbedürftige Dinge abgeben kann – jemand anderer hat an Ihrem kaputten Mixer sicher viel mehr Freude, wenn er wieder repariert ist.

Auch Schubladen, Ordnungssysteme oder Farbsysteme können Ihren Papierstapeln und sonstigen Dingen eine größere Ordnung verleihen.

Einfach zu wenig Zeit!

Haben Sie öfters das Gefühl, zu wenig Zeit für sich selbst, Ihre Familie oder Ihre Freunde zu haben? Fühlen Sie sich ständig in Eile? Vergessen Sie häufig Termine oder zögern Sie anstehende Aufgaben immer wieder hinaus? Dies alles sind Zeichen, dass Sie unter zeitbedingtem Stress stehen – und somit auch Ansatzpunkte für mögliche Verbesserungen.

Die Falle beim Zeitmanagement ist oft, dass wir uns vor lauter (scheinbarem) Zeitmangel gar nicht die Zeit nehmen, darüber nachzudenken, was wir tatsächlich erledigen sollten und was wir bleiben lassen oder kürzer gestalten können. Und so vergehen Tage, Monate und Jahre...

EIN ZEITPROTOKOLL

1. Gehen Sie einmal den bisherigen oder den vorigen Tag durch und notieren Sie auf einer Liste der Reihenfolge nach alle Aktivitäten, die Sie getan haben und die jeweilige Zeit.
2. Dann notieren Sie daneben die jeweilige Kategorie der Wichtigkeit und zwar nach folgender Einteilung: „1" „sehr wichtig", „2" „mittelwichtig", „3" „weniger wichtig" und „V" für „vergeudete Zeit". Also z.B.:

Zeit	Aktivität	Kategorie
6:40 – 7:00	Duschen, Anziehen	1
7:00 – 7:20	Frühstück	1
7:20 – 7:45	vorbereiten zum Wegfahren	1
7:45 – 8:10	Fahrt in die Arbeit	1
8:10 – 8:40	Neue Mails gelesen, teilweise beantwortet	2, V (einige unnötige Antworten und Mails)
8:40 – 9:20	Rückrufe gemacht	2, V (hätte kürzer sein können)
9:20 – 10:10	Besprechung	3, V (wäre eigentlich nicht nötig gewesen, hätte kürzer sein können)
Am Abend geht es dann vielleicht so weiter:		
19:45 – 22:00	Fernsehen	2, V (eine gute Sendung bis 21:00, danach einfach nicht abgeschaltet und unnötig weiter gesehen)

Ihre Liste wird vielleicht ganz anders aussehen, aber ziemlich sicher enthält sie einige Punkte, die rückblickend unnötig lange gedauert haben oder vielleicht überhaupt unnötig waren. Vieles tun wir nur aus reiner Gewohnheit oder Unachtsamkeit. Das Fernsehen nimmt hier bei vielen von uns einen besonderen Stellenwert ein und heutzutage wird wohl kaum an einem anderen Ort so viel kostbare Zeit verschwendet. Dies soll nicht bedeuten, dass Fernsehen generell abzulehnen ist – Nachrichten oder gute und interessante Filme anzusehen oder hin und wieder einfach einen seichten Film zur Entspannung – dagegen ist nichts einzuwenden. Doch häufig bleiben wir nur aus Gewohnheit oder Trägheit einfach vor der eingeschalteten Flimmerkiste sitzen – Zeit, die wir mit unserem Partner, mit einem guten Buch oder einfach mit Schlafen viel wohltuender verbringen könnten. Schon wenn Sie täglich nur eine Stunde fernsehen, verbringen Sie pro Jahr 15 ganze Tage und Nächte vor dem Fernseher – eigentlich ein kompletter Urlaub! Wenn Sie davon im Schnitt nur 30 Minuten täglich einsparen, gewinnen Sie eine ganze freie Lebenswoche!

Andere Zeitfresser

Wie effizient sollte nicht unsere Arbeit dank all der neuen Technologien sein! Doch wie auch das vorhergesagte „papierlose Büro" von einem nie da gewesenen Papierverbrauch begleitet war, so sind auch die vielen elektronischen Begleiter oft eher Zeitfresser als wirklich effiziente Hilfen. Einige Hinweise dazu:

- ▶ Nutzen Sie E-Mails statt persönlicher Gespräche, in Fällen, wo dies machbar und sinnvoll ist.
- ▶ Teilen Sie sich fixe Zeiten ein, zu denen Sie Ihre E-Mails lesen. Deaktivieren Sie die automatische Benachrichtigung bei neuen E-Mails. Wenn Ihnen dies schwer fällt, so ist dies möglicherweise ein Zeichen dafür, dass etwas in Ihnen schon begonnen hat, nach dem ständigen Überprüfen neuer E-Mails zu drängen. Wollen Sie sich wirklich davon dominieren lassen?
- ▶ Nehmen Sie nur Telefonate an, bei denen auf Ihrem Handy die Nummer ersichtlich ist. Wenn es wichtig ist, wird man Ihnen eine Nachricht hinterlassen.
- ▶ Wenn Sie viele Telefonate empfangen müssen: Teilen Sie sich eine bestimmte Zeit des Tages für einkommende Anrufe ein und kommunizieren Sie diese.
- ▶ Wenn Sie in einem Unternehmen arbeiten, in dem es zur „Kultur" gehört, E-Mails sofort zu beantworten, diskutieren Sie die Sinnhaftigkeit einmal mit Ihren KollegInnen. Sie werden feststellen, dass dies in den meisten Fällen nur zu einer ineffizienten Flut von wenig durchdachten Hin-und-Her-Mails führt.

P.S.: Wenn Sie in einem Unternehmen arbeiten, in dem erwartet wird, dass Sie für den Vorgesetzten an 7 Tagen 24 Stunden verfügbar sind – welche Vorteile bietet Ihr Job, um diese enormen Auswirkungen auf Ihr Leben wirklich zu rechtfertigen? Und wie lange wollen Sie noch in dieser Position bleiben?

Und übrigens: Schreiben Sie doch einmal all die Aktivitäten auf, mit denen Sie mehr Zeit verbringen wollen: ....

Delegieren

Wenn Sie nun Aufgaben in Ihrem Alltag identifiziert haben, die weniger wichtig sind, können Sie sich auch gleich darüber Gedanken machen, wer statt Ihnen diese Aufgaben erledigen könnte. Häufig erledigen wir viele der anfallenden Tätigkeiten, sei es in der Arbeit oder zu Hause, selbst, weil wir glauben, dass nur wir es wirklich richtig machen können oder weil wir glauben, dass es weniger Arbeit ist, es gleich selbst zu tun, als jemanden dazu anzuleiten oder sich auf Diskussionen einzulassen. Nur: Mit dieser Einstellung wird sich auch nichts daran ändern. Wie lange möchten Sie es noch so belassen?

Wenn Sie draufkommen, dass Sie einige Tätigkeiten abtreten könnten, überlegen Sie sich am besten Folgendes:
▶ An wen kann ich es delegieren?
▶ Wie kann ich die Person dazu motivieren?

Eines ist klar: Am besten gelingt die Motivation durch Komplimente bzw. Anerkennung der Kompetenzen und Fähigkeiten von jemandem. Versuchen Sie nicht zu pedantisch zu sein, wenn Sie eine Aufgabe einmal delegiert haben (außer Sie sehen, dass die Person es gänzlich falsch macht). Nichts demotiviert so wie dauerndes kritisch-korrigierendes Einschreiten. Wenn Sie einmal eine Person für diese Aufgabe ausgewählt haben, trauen Sie es ihr grundsätzlich auch zu und verhalten Sie sich entsprechend (außer die Aufgabe erfordert aktives Anlernen).

Wenn Sie mit anderen Personen zusammenleben, fallen Ihnen möglicherweise (ziemlich sicher) auch einige Tätigkeiten zu Hause ein, die Sie an andere delegieren könnten. Denn gerade hier gilt: „Einer für

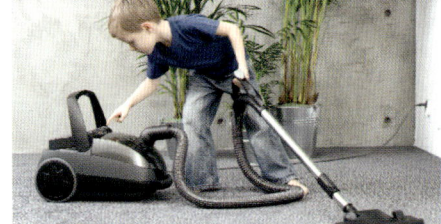

Mithilfe ist angesagt! Wenn Sie entspannter sein wollen, sollten Sie auch einmal jemand anderen ranlassen.

alle und alle für einen." Jeder im Haushalt kann und soll eine dem Alter entsprechende Rolle bei der Verteilung von Pflichten und Verantwortung spielen. Versuchen Sie Ihre Familie nicht gleich zu überfordern, wenn bisher Sie den Löwenanteil des Haushalts erledigt haben. Übergeben Sie explizit ein bis zwei Tätigkeiten an jedes Mitglied oder teilen Sie die Tätigkeiten anhand einer Liste zu. Vielleicht gelingt es Ihnen mit Ihren Haushaltsmitgliedern in Ruhe über eine gerechtere Verteilung zu sprechen.

Aktivität und Bewegung

Die Stressreaktion unseres Organismus mit all ihren Nervensignalen und Hormonwirkungen diente ursprünglich der Bewältigung von Situationen, in denen wir all unsere Kraft und Schnelligkeit brauchten. Körperliche Bewegung ist ein Grundpfeiler jeder Stressbewältigung, um diesem Grundbedürfnis nachzukommen. Die Bewegung dient dabei einerseits dem „Ausarbeiten" all der Wirkungen auf Stoffwechsel, Körper und Geist (Erhöhung von Blutdruck, Herzfrequenz, Blutzucker und Fettsäuren, vermehrte Muskeldurchblutung, erweiterte Bronchien, besondere Aufmerksamkeit etc.). Ohne dieses Ausarbeiten kann der Organismus mit all diesen Veränderungen nicht umgehen und wird auf die Dauer krank – es kommt z.B. zu Schäden an Herz und Gefäßen. Andererseits hat körperliche Aktivität eine Reihe anderer positiver Effekte:

- es kommt zur Ausschüttung von Endorphinen („Glückshormonen") mit dem damit verbundenen Hochgefühl
- regelmäßige Bewegung hat einen nachgewiesenen antidepressiven Effekt
- Bewegung wirkt wie ein natürlicher Betablocker – das ist eine Klasse von Medikamenten, die gegen Bluthochdruck und Herzrhythmusstörungen eingesetzt wird
- durch vermehrte Muskelmasse kann der Körper den Blutzucker besser verwerten und wir senken unser Risiko, an Diabetes zu erkranken
- unser Kreislauf wird insgesamt flexibler, d.h. auch wenn Sie an zu niedrigem Blutdruck leiden, profitieren Sie davon.

Im Vordergrund bei der Stressbewältigung steht dabei der Ausdauersport – also Laufen, Walken, Schwimmen, Radfahren, Sporttanzen, Konditionstanken. Zusätzlich eine geringere Dosis an Kraftsport zu machen ist sehr empfehlenswert, da die vermehrte Muskelmasse auch positive Effekte auf Gesundheit und Wohlbefinden hat. Aber auf die Dosis kommt es an! Alleiniges Krafttraining, Muskelaufbau unter Zuhilfenahme von Substanzen oder ungezieltes und damit oft unergonomisches Krafttraining können Ihnen mehr schaden als nützen. Am besten Sie machen Ihre Anfänge unter qualifizierter Anleitung. Wenn Sie schon länger keinen Sport mehr gemacht haben, an Herz/Kreislauferkrankungen (z.B. erhöhtem Blutdruck, Herzrhythmusstörungen) leiden oder regelmäßig Medikamente einnehmen, sollten Sie sich außerdem vorher medizinisch durchchecken lassen.

Wenn Sie länger keine regelmäßige Bewegung gemacht haben, werden Sie am Anfang vielleicht immer wieder Ihren inneren Schweinehund überwinden müssen. Doch Bewegungsprogramme, bei denen wir uns dauerhaft seufzend überwinden müssen, sind zum Scheitern verurteilt. Darum lautet die oberste Devise: Suchen Sie sich etwas, das Ihnen zumindest prinzipiell Spaß und Lust bereiten kann. Nicht jede oder jeder von uns geht gerne Laufen – vielleicht bewegen Sie sich lieber zu Musik, gehen Radfahren oder Schwimmen oder vielleicht ist für Sie Gemeinschaft mit anderen motivierend. Oder einfach die Lust am Spiel, wie bei Fußball, Handball oder anderen spielerischen Sportarten.

FANGEN SIE LANGSAM AN!

Ihr Körper merkt sich negative Erfahrungen bei Überanstrengung – die schmerzende Lunge, den Muskelkater und das anstrengende Gefühl. Beim nächsten Mal müssen Sie sich umso mehr überwinden überhaupt anzufangen! Jedes kleine Stückchen zählt! Körperliche Bewegung bringt nicht nur dann etwas, wenn wir z.B. mindestens 4-mal pro Woche 50 Minuten Sport betreiben. Schon 10 oder 20 Minuten schneller Spaziergang am Tag hat eine positive Wirkung auf Körper und Seele.

Am besten ist es, wenn wir bei der Bewegung auch unseren Biorhythmus etwas berücksichtigen. Daher sind z.B. morgendliche Übungen, am besten an der frischen Luft, hervorragend geeignet Ihren Körper in Schwung zu bringen. Intensiver Sport am Abend hingegen ist weniger günstig, da der Organismus dadurch zu einer Zeit aufgeputscht wird, in der unsere innere Uhr eigentlich auf Ruhezustand umschaltet. Hier wäre ein Spaziergang der inneren Ruhe zuträglicher. (Sport am Abend ist allerdings besser als gar kein Sport.)

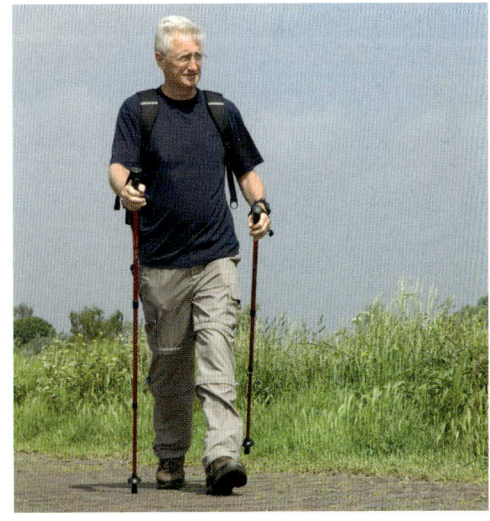

Den Kopf frei kriegen durch Sport und Bewegung – und dabei auch gleich etwas für die Gesundheit tun.

Stress und Schlaf

Schlaf ist lebenswichtig. Chronischer Schlafentzug führt zu vielen seelischen und körperlichen Störungen bis hin zu ernsthaften Erkrankungen. Unser Organismus braucht die körperliche Ruhephase zur Regeneration und in unserem Gehirn finden während des Schlafs wichtige Verarbeitungsprozesse statt (z.B. die Stabilisierung des Gedächtnisses).

Unser Schlaf ist zugleich eines unserer sensibelsten Messinstrumente unserer Befindlichkeit – akuter und chronischer Stress stören unseren Schlaf empfindlich. Der Schlafmangel wiederum verstärkt den Stress noch, da wir weniger leistungsfähig sind, unseren Sorgen weniger gut begegnen können und wir einfach körperlich und geistig geschwächt sind. Wenn wir uns abends hinlegen, kommt dann noch die Sorge dazu, wieder schlecht zu schlafen. So ist der Teufelskreis perfekt.

SCHLAF IST KEINE ZEITVERSCHWENDUNG!

So hat eine Untersuchung kürzlich ergeben, dass Hochleistungssportler, die einige Wochen 10 Stunden pro Tag schliefen (!), danach eine wesentlich bessere Leistungsfähigkeit hatten.

Medikamente für besseren Schlaf sind in den meisten Fällen nur eine vorübergehende Hilfe und viele davon machen noch dazu abhängig. In manchen Fällen – wenn z.B. eine Schlafstörung Ausdruck einer Depression ist, ist allerdings eine schlaffördernde Therapie oft wichtig und notwendig. In diesem Fall kommen aber keine typischen Schlafmittel zum Einsatz, sondern antidepressive Medikamente.) Eine medikamentöse Behandlung von Schlafstörungen kann daher immer nur in Absprache mit Ihrem Arzt erfolgen.

EINIGE ZEICHEN DAFÜR, DASS SIE ZU WENIG ODER ZU SCHLECHTEN SCHLAF HABEN

Ich liege nach dem Hinlegen häufig noch länger wach und kann nicht einschlafen.

Ich wache nachts immer wieder auf und kann dann nur schwer einschlafen.

Ich wache viel zu früh auf und kann dann nicht mehr einschlafen.

Ich fühle mich tagsüber oft müde und habe das Gefühl ich könnte ein Nickerchen gebrauchen.

Ich habe am Nachmittag einen großen Abfall meiner Energie.

Wenn ich mich abends hinlege, schlafe ich praktisch sofort ein.

Hier einige Anmerkungen, wie Sie Ihren Schlaf verbessern können:
- Viel zu oft gehen wir eigentlich zu spät schlafen – weil wir glauben, noch etwas erledigen zu müssen oder vielleicht einfach vor dem Fernseher hängen bleiben. Versuchen Sie sich einmal 20 Minuten früher hinzulegen und schauen Sie, ob es Ihnen tagsüber besser geht.
- Unsere innere Uhr, die auch alle Hormone steuert, mag Regelmäßigkeit. Versuchen Sie daher, zu möglichst gleichen Zeiten schlafen zu gehen.
- Das Bett sollte dem Schlafen vorbehalten sein. Dinge wie Fernsehen oder Diskutieren sollten woanders stattfinden.
- Sport vor dem Schlafengehen bringt den Körper in einen Aktivitätszustand.
- Mögliche Störfaktoren wie Lärm und Geräusche, falsche Temperatur oder schlechte Luft sollten möglichst minimiert werden. So führt beispielsweise schon ein kleines nächtliches Licht oder ein Aufdrehen des Lichts in der Nacht zur deutlichen Störung von Schlaf und Biorhythmus.
- Dass Koffein (Kaffee, schwarzer Tee) und Nikotin den Schlaf stören, ist den meisten bekannt. Weniger bekannt ist aber, dass Alkohol uns zwar rascher einschlafen lässt, aber die Schlafqualität massiv stört. Koffein ist übrigens auch in vielen anderen Getränken (z.B. Cola, Energydrinks) enthalten, teilweise in Mengen, die einem starken Espresso entsprechen.
- Wenn Sie nächtliche Schlafprobleme haben, sollten Sie auf ein Nickerchen tagsüber verzichten. Wenn Sie gut schlafen, kann allerdings ein kurzer Mittagsschlaf Ihrem Nervensystem helfen wieder „runterzukommen" und sich zu erholen.
- Viele Schlafstörungen stehen mit bewussten oder unbewussten Sorgen in Zusammenhang. Schreiben Sie einmal die Gedanken oder Sorgen, die Ihnen in der Nacht kommen, auf einen Notizblock neben dem Bett auf und entscheiden Sie, dass Sie es am nächsten Tag angehen werden. So können Sie dieses Problem besser ruhen lassen.
- Wenn Sie schon längere Zeit an Schlafstörungen leiden, sollten Sie dies allerdings mit Ihrem Arzt besprechen. Möglicherweise sind sie doch Ausdruck einer seelischen oder körperlichen Beeinträchtigung, die behandelt werden kann und soll.

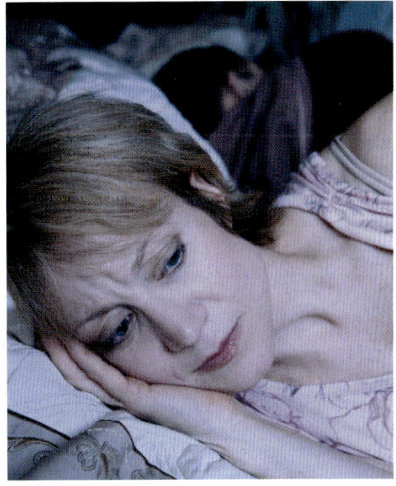

Wer Sorgen hat, schläft schlecht. Schreiben Sie Ihre Probleme auf und vertagen Sie die Lösung auf den nächsten Morgen.

Wenn wir uns den Stress selbst machen

Wie schon weiter oben beschrieben, steht vor der Reaktion auf einen Stressreiz dessen emotionale und geistige Bewertung durch uns. Und gerade hier liegt der Ursprung von sehr viel Stress, den wir uns selbst machen. Viele unserer lange gewohnten oder angelernten Gedankengänge führen dazu, dass wir uns selbst viel mehr Stress bereiten, als eigentlich angebracht wäre.

Einige dieser Gedanken sind z.B.:

Ich muss immer für meinen Betrieb da sein.
Ich muss immer alles richtig machen.
Auf mich muss 100 % Verlass sein.
→ Grundgedanke: **Sei perfekt!**

Ich werde versagen.
Das schaffe ich nie.
Probleme und Schwierigkeiten sind einfach nur fürchterlich.
→ Grundgedanke: **Ich kann nicht!**

Es ist entsetzlich, wenn etwas nicht so läuft, wie ich es will oder geplant habe.
Es ist wichtig, dass ich alles unter Kontrolle habe.
Ich muss ständig daran denken, was alles passieren könnte.
→ Grundgedanke: **Sei auf der Hut!**

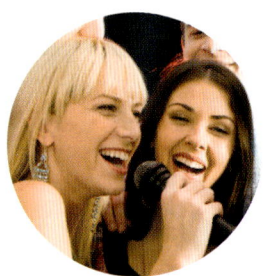

Ich will die anderen nicht enttäuschen.
Ich will mit allen Leuten gut auskommen.
Es ist wichtig, dass mich alle mögen.
→ Grundgedanke: **Sei beliebt!**

Am liebsten mache ich alles selbst.
Starke Menschen brauchen keine Hilfe.
Es ist sehr unangenehm, auf andere angewiesen zu sein.
→ Grundgedanke: **Sei stark!**

Haben Sie einige dieser Gedankenzüge auch bei sich erkannt? Wie Sie vielleicht vermuten, sind die dahinter stehenden Grundgedanken nicht etwas, das wir erst im Beruf gelernt haben. Vielmehr handelt es sich meistens um Gedankenmuster, die wir schon aus der Kindheit mitgenommen haben – sei es, weil sie uns immer wieder gesagt wurden oder weil sie sich einfach in einer bestimmten Zeit bewährt haben, um mit einer belastenden

Situation fertig zu werden. Dies heißt aber nicht, dass sie nach wie vor sinnvolle (Über)Lebensstrategien darstellen! Haben Sie sich bei einem oder mehreren der obigen Grundgedanken wiedergefunden? Was wäre wohl anders, wenn Sie diesem Gedankenmuster manches Mal weniger nachgeben würden?

SPASS ODER ERNST?
Was wäre wohl die schlimmstmögliche Folge, wenn Sie weniger Belastungen/Stress hätten?

Nein-Sagen

Gehören Sie auch zu den Menschen, die schlecht „nein" sagen können? Wenn ja, so wird dies auch Ihre Umwelt mittlerweile bemerkt haben und zahlreiche Menschen werden bewusst oder „automatisch" davon profitieren. Doch wie geht es Ihnen selbst damit? Wollen Sie tatsächlich all diese Aufgaben übernehmen und wie sehr trägt es zu Ihrem Stresspegel bei? Was würden Sie wohl alles liebend gerne ablehnen, wenn Sie zu sich selbst ehrlich sind? Wenn Sie das gerne ändern möchten, hier einige Tipps zum Beginnen:

- Wenn es Ihnen schwer fällt, Bitten abzulehnen, bestimmen Sie selbst, wann Sie diese erledigen: „Ich kann das machen, aber erst am ...!"
- „Ich werde es erledigen, habe aber morgen einen Abgabetermin, den ich unbedingt einhalten muss. Rufen Sie mich bitte nochmals in drei Tagen an!"
- Analysieren Sie kurz die Situation – überlegen Sie, ob Sie dies wirklich tun können und möchten und was es für Sie bedeutet. Bitten Sie ruhig um eine kurze Bedenkzeit.
- Finden Sie heraus, warum es Ihnen so schwer fällt, „nein" zu sagen: Ist es die Angst vor Konsequenzen, die Angst abgelehnt zu werden, das Bedürfnis gebraucht zu werden oder Angst etwas zu versäumen?
- Rechnen Sie ruhig einmal zusammen, wie viel Zeit es Sie ganz konkret kostet, Aufgaben für andere zu erledigen. Sie werden vielleicht überrascht sein...
- Lernen Sie auf sanfte Art „nein" zu sagen. Klarheit bedeutet nicht rücksichtslos zu sein.

ESSEN UND STRESS

Unser Essverhalten wird von vielen Faktoren bestimmt. Hunger und damit der Bedarf an Energie spielt bei uns eine untergeordnete Rolle. Vielmehr wird aus Appetit, aufgrund einer bestimmten Uhrzeit („ich esse immer um 12 Uhr") oder auch einfach nur gegessen, weil es gerade etwas gibt. Essen ist ja mittlerweile rund um die Uhr verfügbar. Noch nie konnte man so schnell Essen kaufen und auch gleich verspeisen. Neben der Verfügbarkeit von Essen spielen aber auch Emotionen und Stress bei der Nahrungsauswahl eine sehr wichtige Rolle. Bei den meisten Menschen ändert sich das Essverhalten, wenn sie unter Belastung stehen und zwar abhängig von der Art und auch der Intensität der Belastung.

Jede/r is(s)t anders!

Menschen unterscheiden sich nicht nur im Aussehen, im Auftreten oder auch in ihren Vorstellungen, sie essen auch alle anders. Unterschiedlich sind die Vorlieben, die Essgewohnheiten, aber auch wie und was sie bei Stress essen. Prinzipiell unterscheidet man zwischen **Stressesser** und **Stresshungerer** bzw. Stressfaster.

Stresshungerer bringen bei Stress keinen Bissen hinunter, ihre Kehle ist wie zugeschnürt, während Stress bei Stressessern sehr wohl zum Essen führt. Diese Personen beruhigen oder belohnen sich mit Essbarem. Ob man bei Stress isst oder hungert hängt sehr oft auch vom Auslöser (Stressor) selbst ab. Sehr „starke" Stressoren (Tod eines Angehörigen, Scheidung, uvm.) führen eher zum Nichtessen, während „leichte" Auslöser (z.B. Termindruck, Lärm, uvm.) zum Mehressen führen.

Stresshungerer

Besonders starke Stressreize oder intensive Emotionen hemmen üblicherweise das Essverhalten. Man kann einfach nichts essen. So können viele Menschen beim Verlust von Partnern oder Familienangehörigen lange nichts essen, sie müssen regelrecht zur Nahrungsaufnahme gezwungen werden. Zusätzlich zur Appetitlosigkeit führt Traurigkeit auch noch dazu, dass das Essen einfach nicht schmeckt.

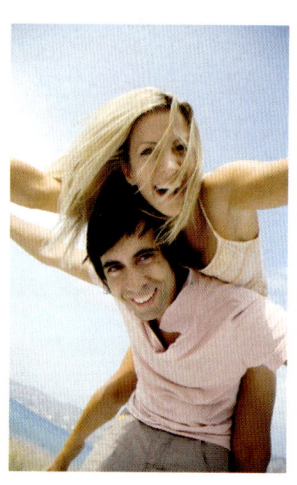

Aber auch positive Emotionen wie beispielsweise Verliebtsein können die Nahrungsaufnahme blockieren. Bekannt ist ja auch der Spruch: „Verliebte leben von Luft und Liebe". Auch in für den Körper besonders stressigen Situationen, wie beispielsweise während einer Krankheit oder nach starker körperlicher Belastung, herrscht Appetitlosigkeit. Länger andauerndes Stresshungern führt in der Regel zur Einschränkung der körperlichen und geistigen Leistungsfähigkeit und Belastbarkeit. Ungefähr ein Drittel der Menschen essen während und nach Stress nichts oder viel weniger und nehmen in diesen Perioden auch immer ab.

Appetitlosigkeit bei Stress ist eine normale physiologische Reaktion, die mit einer Drosselung aller mit der Verdauung in Verbindung und der Nahrungsaufnahme in Zusammenhang stehenden Prozesse einhergeht. Erst durch Lernprozesse reagieren viele völlig anders. Sie verspüren bei Stress vermehrt Appetit und essen auch entsprechend mehr.

Kinder sind üblicherweise Stresshungerer!

Völlig normal ist demnach die Essensverweigerung bei Kindern unter besonderen Belastungen. Kinder mit Schul- oder Prüfungsangst können selten frühstücken. Für sie ist die Kehle wie zugeschnürt.

Bei einer ganz anderen Gruppe von Stresshungerern wird die Nahrungsaufnahme nicht von innen blockiert, sondern die Stresssituation führt dazu, dass einfach keine Zeit zum Essen vorhanden ist. Durch Termindruck und Zeitknappheit wird den ganzen Tag einfach nichts gegessen. Typisch ist dieses Verhalten in den oberen Führungsetagen. Im Gegensatz zu den richtigen Stressfastern essen diese Personen aber dann meist am Abend bzw. sehr spät in der Nacht, verbunden mit einer sehr ungesunden Nahrungsauswahl.

> Wer an hektischen Arbeitstagen auf das Essen verzichtet, schafft nicht unbedingt mehr! Die Zeit, die für das Essen, und hier vor allem für die richtige Auswahl, investiert wird, ist gut angelegt.

Stressesser

Beim Stressessen führen vor allem negative Emotionen zum Essen. Dadurch werden diese vermindert beziehungsweise bewältigt. Diesen Mechanismus haben diese Personen im Laufe ihres Lebens gelernt. Bereits sehr früh besteht die Möglichkeit, dass Säuglinge entdecken, dass Essen nicht nur sättigt, sondern auch tröstet, beruhigt uvw., insbesondere wenn sie ständig Nahrung angeboten bekommen bzw. gefüttert werden. Für größere Kinder ist Essen sehr oft ein Trostpflaster oder auch eine Belohnung für alle möglichen mehr oder weniger großen Leistungen. Damit bekommt Essen bzw. einzelne Nahrungsmittel für diese Kinder eine besondere Bedeutung. Das Risiko, dass aus diesen Kindern später Stressesser werden, ist sehr groß.

Häufig greifen Stressesser zu schnell verfügbaren Snacks, die sicherheitshalber immer griffbereit liegen. Schreibtischschubladen sind voll mit schnellen Trostspendern. Dies ist ja auch notwendig, da ja üblicherweise in stressigen Zeiten keine Zeit bleibt, um sich mit Essen zu versorgen. Dieses schnelle In-sich-hineinessen ist auch gesellschaftlich kein Problem.

Kein Chef oder Arbeitskollege wird etwas dagegen haben, wenn nebenbei Schokolade, Kekse, Müsliriegel uvw. gegessen werden. Würde sich der Gestresste jedoch bewegen, das heißt, einfach nur 10 Minuten Bewegung machen, wäre das in unserer Gesellschaft nicht angepasst, obwohl dies eine der effizientesten Methoden zur Stressbewältigung ist. Untersuchungen haben gezeigt, dass vor allem Stress am Arbeitsplatz zu einer erhöhten Energieaufnahme führt. Stressesser neigen aber auch dazu, viel mehr zu essen, wenn sie alleine sind.

Stressesser essen vor allem schnell verfügbare Snacks.

Statt Essen nebenbei in sich hineinzustopfen, sollten bei stressigen Situationen kurz die Augen geschlossen werden, einige Male tief durchatmen.

„Herumgrasen" bei Stress

Herumgrasen heißt, dass ständig kleine Häppchen gegessen werden. Man schlägt sich den Bauch nicht mit einer großen Mahlzeit voll, sondern greift immer wieder zu besonders schnell verfügbaren Lebensmitteln. Zu Hause geht man unentwegt zum Kühlschrank und isst immer wieder eine Kleinigkeit. Am Schreibtisch greift man ganz unbewusst in die Süßigkeitenlade oder auch zum Obstteller. Ständig beruhigt man sich mit den Kaubewegungen, vergleichbar mit dem Herumkauen auf Schreibgeräten oder auch mit dem Griff zur Zigarette. Vor allem Frauen und sehr kontrollierte Esser neigen dazu bei Stress auf Mahlzeiten zu verzichten und stattdessen typische schnell verfügbare Lebensmittel und Speisen zu essen. Damit erhöht sich bei diesen Personen die Energieaufnahme ganz gewaltig.

Stressesser essen zuviel und üblicherweise auch das Falsche!

Konzentrieren Sie sich auf das Essen. Wenn gegessen wird, dann machen Sie eine Pause. Trinken Sie auch zwischendurch immer wieder einen Schluck Wasser und versuchen Sie gerade am Anfang durch das Kauen von Kaugummi die Nahrungsaufnahme zu verhindern.

Eine ganz besondere Form des Stressessers ist der so genannte stressbedingte Belohnungsesser oder Genießer. Dieser Esstyp gönnt sich nach einem stressigen Tag ein besonders schönes Essen, meist in einer angenehmen Atmosphäre. Für ihn lohnt sich der Stress zuzusagen, um sich dafür ein gutes Dinner in einem teuren Restaurant leisten zu können. Diese Art des Stressessens ist sehr stark soziokulturell geprägt. Gute Leistungen oder auch außergewöhnliche Belastungen werden bereits in der Kindheit mit „gutem", „besonderem" Essen belohnt.

STRESSESSER UND STRESSHUNGERER

Stress
├── Essen → Stressesser
│   - Isst sofort bei Stress besonders schnell verfügbare, süße und fette Lebensmittel.
│   - Belohnt sich mit gutem Essen zumeist in angenehmer Atmosphäre
└── Nicht-Essen → Stresshungerer
    - Kann nichts essen, Appetitlosigkeit schnürt die Kehle zu.
    - Hat keine Zeit zum Essen.

Stress macht hungrig und nimmersatt!

Sättigung und Sattheit sind zwei körperlich unterschiedliche Phänomene. Sättigung bedeutet, dass man eine Mahlzeit beendet, hauptsächlich aufgrund der Magenfüllung. Sattheit beschreibt aber ein länger wirkendes Ereignis. Sie beginnt erst mit Einsetzen der Verdauungstätigkeit im Darm, wenn Stoffwechselprodukte in den Kreislauf gelangen und entweder direkt oder indirekt über eine ganze Reihe von Hormonen Sattheit signalisieren. Dieser Zustand bleibt dann länger aufrecht und setzt erst 10 bis 15 Minuten nach Beginn der Nahrungsaufnahme ein. Zu diesem Zeitpunkt ist die Mahlzeitenaufnahme üblicherweise schon beendet. Stressreize beeinflussen nun noch zusätzlich die Sättigungsregulation. Hunger und Sättigung werden schlechter wahrgenommen. Dadurch wird von Stressessern zu viel gegessen.

Je mehr Stress, desto mehr wird gegessen

Bei ansteigender Belastung essen Stressesser immer mehr. Besonders häufig greifen sie zu sehr fettreichen, zucker- und salzhaltigen Lebensmitteln wie Kuchen, Schokolade, Keksen, Knabbergebäck, Salznüssen uvw. Grund ist neben dem gelernten Verhalten jedoch auch der erhöhte Spiegel des Stresshormons Cortisol nach einer Stressreaktion. Dieser lässt vermehrt zum Essen greifen, da durch die Aktivierung verschiedener anderer Hormone oder Botenstoffe im Hirn wie Leptin, Neuropeptid Y, Cytokine oder auch Galanin der Hunger ansteigt. Cortisol selbst führt aber auch zum Überessen. Charakteristisch ist dieses Phänomen nicht nur bei schlanken und übergewichtigen Personen, sondern auch bei Personen mit speziellen Essstörungen wie Binge eating.

Stress ▶▶ Spezielle Hormone und Botenstoffe ▶▶ Hunger ▶▶ ESSEN

Daraus kann sich ein Kreislauf entwickeln, insbesondere wenn man sein Essverhalten einschränken möchte, weil man beispielsweise gerade abnehmen will. Durch das vermehrte Essen entsteht noch mehr psychischer Stress, weil man wieder zu viel oder/und das Falsche gegessen hat. Dieser Stress erhöht den Cortisolspiegel wiederum und noch mehr Hunger entsteht.

Männer essen anders

Die Männer unter den Stressessern essen bei Belastung insgesamt mehr und dementsprechend höher ist auch die Energieaufnahme. Der Grund liegt wahrscheinlich darin, dass Männer besonders unter mentalem Stress viel höhere Cortisol-Ausschüttungen haben. Sie greifen bei Stress mehr als Frauen zu fetthaltigen, salzhaltigen Lebensmitteln wie Knabbergebäck.

Geschlechtsunabhängig ist jedoch der Griff zu Süßem, bevorzugt zu Schokolade. Besonders beliebt als Stresshappen sind aber auch Eis, Popcorn, Nudeln, Pizza, Käse, Obst und insgesamt sehr leicht erreichbare und verfügbare Esswaren.

Ist Stress ein Dickmacher?

Für Stressesser ist Stress tatsächlich ein Dickmacher, insbesondere für die, die sich mit Essen entspannen. Sie nehmen in der Regel zuviel an Energie zu sich, die dann unweigerlich in Fett umgewandelt und als lästige Fettpölsterchen gespeichert wird. Zusätzlich gibt es mittlerweile Hinweise, dass Dauerstress durch die erhöhten Cortisolwerte, aber auch durch den Botenstoff Neuropeptid Y zu einer Gewichtszunahme führt. Stress alleine macht nicht übergewichtig, sondern der Einfluss des Stresses auf die Nahrungsaufnahme und somit auf die Kalorienzufuhr. Besonders problematisch ist hier chronischer Stress. Menschen, die dazu neigen, bei Stress mehr zu essen, haben nachweislich ein höheres Körpergewicht. Sie tendieren dazu mehr Wurst, Burger, Schokolade und Pizza zu essen.

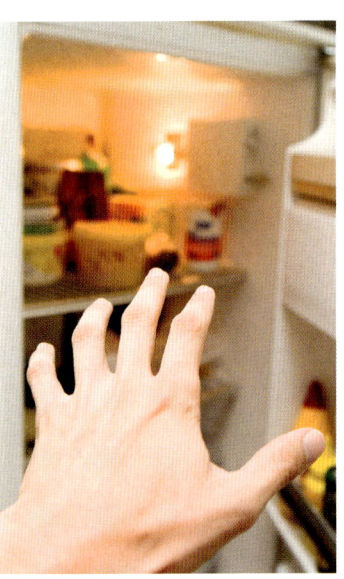

STRESS UND GEWICHT

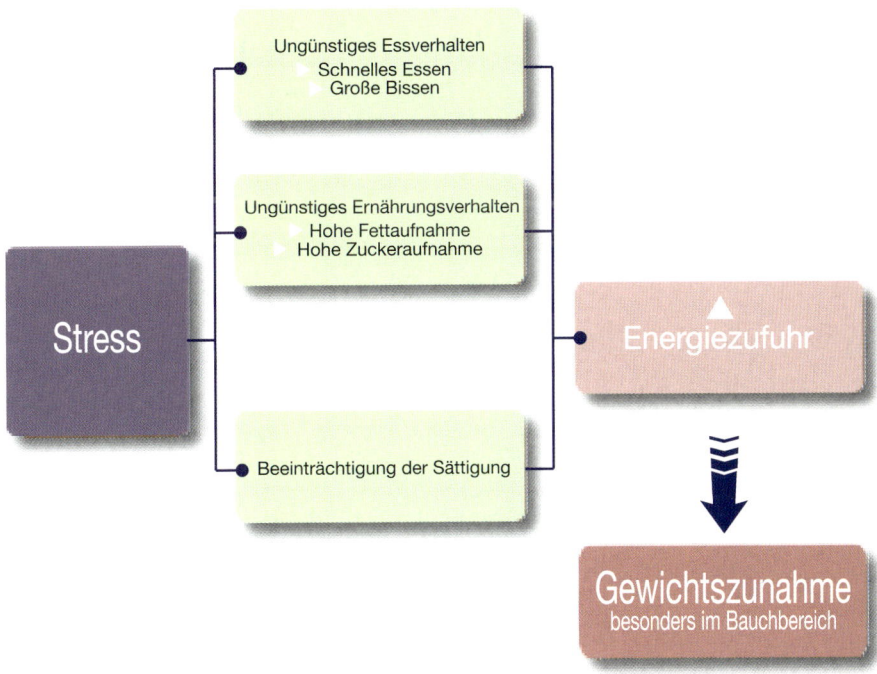

Ständiger Stress führt einfach zum Überessen. Bestätigt hat sich diese Hypothese in einem Tierversuch mit Affen. Rangniedrige Tiere stehen dort unter ständigem psychologischem Stress. Sie essen mehr und vor allem fettreicher als die viel weniger stressbelasteten ranghöheren Tiere und sie essen vor allem auch zu jeder Tages- und Nachtzeit. Diese Tiere sind auch bedeutend dicker.

Auch bei den Menschen findet man ähnliche Untersuchungen. Stress löst eine Cortisol-Ausschüttung aus und diese ist dafür verantwortlich, dass mehr Fett gespeichert wird. Bei Frauen, und hier auch bei sehr schlanken Frauen, lässt sich sogar beobachten, dass das Fett, wie sonst vorwiegend bei Männern, im Bereich des Bauches eingelagert wird. Dieses gespeicherte Fett ist – den Stoffwechsle betreffend – sehr aktiv und stellt ein erhöhtes Risiko für viele Begleit- und Folgeerkrankungen wie Diabetes, Fettstoffwechselstörungen, Bluthochdruck, Schlaganfall und Herz-Kreislauf-Erkrankungen dar. Damit zeigt sich, dass Stress ein wesentlicher Risikofaktor für Krankheiten sein kann. Stressesser mit chronischem Arbeits- oder auch finanziellem Stress haben deshalb auch einen größeren Bauchumfang. Insgesamt konnte festgestellt werden, dass Personen mit chronischer Stressbelastung, insbesondere durch Überforderung bzw. Überanstrengung am Arbeitsplatz, einen höheren Body-Maß-Index haben.

> Chronischer Stress macht dick! Stress erhöht die Fetteinlagerung im Bauchbereich!

Frauen verändern unter Stress viel eher ihr Essverhalten als Männer. Sowohl unter den Stressessern als auch unter den -hungerern sind mehr Frauen zu finden. Stress schlägt sich vor allem jungen Menschen auf den Magen, aber auch Rentnern, die fast ausnahmslos bei Stress ihre Nahrungsaufnahme einschränken und typische Stresshungerer sind, genauso wie Kinder mit einem natürlichen Essverhalten. Übergewichtige, bzw. Personen mit einer Essstörung, reagieren fast auf jede Belastungssituation mit vermehrtem Hunger bzw. Gier nach Essen, während Normalgewichtige auf akute Belastungen (z.B. Prüfungsstress, Trauer bei Verlust oder Trennungserfahrungen) eher mit Appetitlosigkeit („mir ist der Appetit vergangen") reagieren. Aber auch Unterforderungen, wie beispielsweise Langeweile oder auch Einsamkeit, steigert das Verlangen nach Essen.

> Frauen sind häufiger Stressesser, Rentner und Kinder hingegen sehr oft Stresshungerer. Stress und Langeweile führen oft zu starkem Verlangen nach Essen!

Zeitdruck lässt zu Fast Food greifen und macht inaktiv

Einer der häufigsten Stressoren ist Zeitdruck in jeder Hinsicht, egal ob Termine einzuhalten sind oder ob man private Verpflichtungen einhalten muss. In dieser Situation wird vorwiegend zu schnell verfügbarem Essen gegriffen, Obst und Gemüse wird hier kaum gegessen. Zeitdruck ist aber auch eine wichtige Barriere für die Ausübung von Sport bzw. Bewegung. Damit kommt es zu einem besonders ungünstigen Lebensstil. Nur ein gutes Zeitmanagement lässt einen hier aus der Stressfalle entkommen.

Auch unter Zeitdruck sollte Essen so wichtig sein, dass man nicht nebenbei isst, wahllos Nahrungsmittel in sich hineinstopft und auch etwas Zeit für die richtige Auswahl hat. Dazu gehört auch, dass man mindestens einmal pro Woche Obst und Gemüse einkauft bzw. einkaufen lässt. Bewegung bzw. Trainingseinheiten sollten genauso wie fixe Termine geplant und eingehalten werden.

Kontrolliertes Essverhalten führt bei Stress zum Essen!

Wer sein Essverhalten streng kontrolliert, hat ein höheres Risiko, bei Stress und negativen Gefühlen mehr zu essen beziehungsweise zu essen, obwohl kein Hunger vorhanden ist. Streng kontrollieren bedeutet, dass man nur zu gewissen Zeiten isst, dass man sehr genau auf die Menge bzw. auf die Kalorienaufnahme achtet oder auch, dass man einfach viele vermeidlich „schlechte" Lebensmittel überhaupt nicht mehr isst, obwohl diese grundsätzlich sehr gut schmecken würden. Typisch ist auch, dass Mahlzeiten bewusst ausgelassen werden, dass immer wieder Diäten bzw. Fastentage durchgeführt werden. Diese Form von Kontrolle findet man sehr häufig bei Personen mit Gewichtsproblemen. Während außergewöhnlicher Situationen, die als Stress empfunden werden, verlieren diese Menschen die

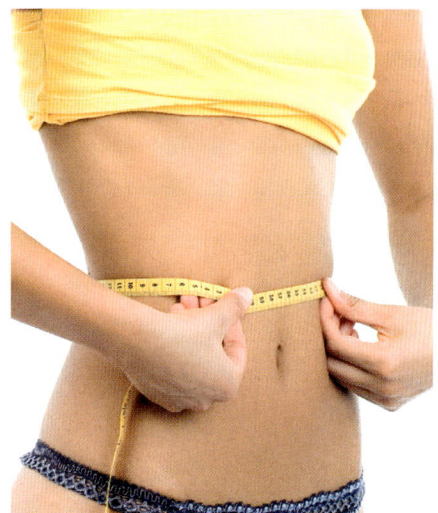

Diätpläne sind schwer einzuhalten und führen zu noch mehr Stress.

Kontrolle über ihr Essverhalten und essen zumeist heimlich große Mengen an vor allem hochkalorischen oder besonders kohlenhydratreichen Lebensmitteln wie Schokolade, Kekse uvw. Aus Untersuchungen weiß man, dass kontrollierte Esser in Stresssituationen bzw. danach mehr essen. Unkontrollierte Esser hingegen essen weniger.

TIPP

Auch wenn Sie Gewichtsprobleme haben, verbieten sie sich nichts. Essen Sie potentiell ungünstige Lebensmittel selten, aber mit Genuss!

Mit Essen entkommt man dem Stress nicht!

Stressbedingte Essattacken sind bei Frauen häufiger als bei Männern zu beobachten. Bei Frauen verleiten emotionale Krisen besonders häufig zu übermäßigem Essen, obwohl sie prinzipiell ernährungsbewusster als Männer sind und im höheren Maße auf ihr Aussehen, insbesondere auf ihr Körpergewicht achten. Hier lenkt die Essattacke vorübergehend von der stressigen Situation ab. Man bzw. Frau isst sich sozusagen aus einer stressigen Situation heraus. Letztendlich ist der Effekt aber nur kurzfristig, meist ärgert man sich über die unkontrollierte, viel zu üppige Nahrungsaufnahme, dieser Ärger stresst dann wieder und es entsteht ein Kreislauf, aus dem man nur mehr schwer entkommt.

Entspannt Essen?

Nach einer Mahlzeit fühlt man sich üblicherweise entspannt und auch in einer besseren Stimmung. Vorausgesetzt natürlich, dass das Richtige gegessen wird. Schwer verdauliche, besonders fettreiche oder üppige Portionen führen aber zum Gegenteil. Diese wirken nicht nur auf den Verdauungstrakt belastend, man wird zusätzlich träge und müde. Entspannend wirkt für viele Stressesser nicht das Essen an sich, sondern bereits das Kauen. Für viele würde hier das Kauen von zuckerfreiem Kaugummi den gleichen Effekt erzielen.

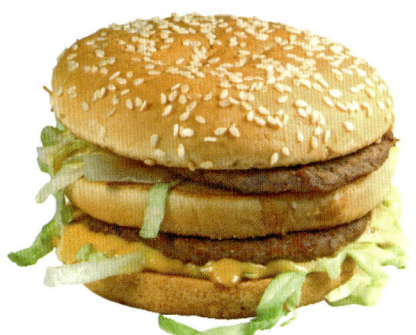

Fettes Essen stresst zusätzlich.

Wer Stress mit Essen kompensiert läuft auch Gefahr, dass damit das Belohnungszentrum im Gehirn aktiviert wird. Kurzfristig kommt es zu einem Wohlgefühl, das aber schnell wieder schwindet und das Verlangen nach dem Stoff, der das gute Gefühl ausgelöst hat (= Essen) weiter steigert. Letztlich muss man weiter essen, um sich gut zu fühlen.

Stressesser essen schneller, kauen weniger und nehmen größere Bissen zu sich

Wer gestresst sein Essen verzehrt, achtet wenig auf Genuss bzw. Geschmack. Es geht nur darum, dass man sich selbst füttert. Wie oft haben Sie vielleicht während Ihrer Arbeit Schokolade oder Kekse in sich hineingesteckt und waren dann schlussendlich sehr erstaunt, dass die Packung leer war. Im wahrsten Sinne des Wortes wird das Essen hinuntergeschlungen, kaum gekaut und schon gar nicht bewusst. Durch dieses Essverhalten fehlt dann auch sehr oft das Sättigungsgefühl beziehungsweise wird dieses nicht wahrgenommen. Damit besteht das Risiko, dass insgesamt zu viel gegessen wird. Für die Essdauer, aber auch für die Sättigungswahrnehmung ist aber die Konsistenz der Lebensmittel ebenso wichtig. Vergleicht man dies bei einem Apfel, Apfelmus und Apfelsaft, wobei die Portionsgröße immer so gewählt wird, dass die gleiche Menge an Kalorien verzehrt wird, zeigt sich, dass der Apfel langsamer verzehrt wird als das Apfelmus und der Saft und dass der ganze Apfel auch besser sättigt.

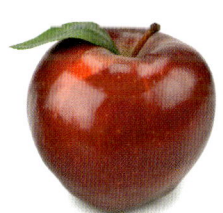 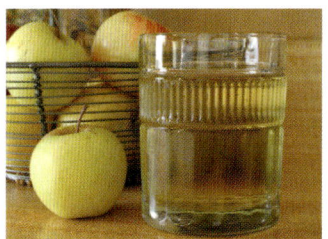 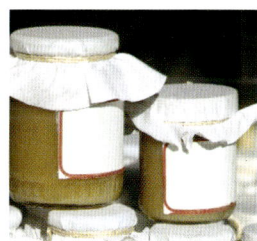

Die Konsistenz ist entscheidend: Ein Apfel sättigt besser als Apfelmus oder Apfelsaft.

Auslöser für schnelles, aber auch vermehrtes Essen sind alle erregungssteigernden Umstände. Dazu zählen auch laute und schnelle Musik und Lärm. Diese Faktoren erhöhen neben der Essgeschwindigkeit und der gegessenen Menge auch die Vorliebe für Süßes.

Im Tierversuch bei Ratten, die wiederholt in den Schwanz gezwickt wurden, zeigte sich, dass diese im Vergleich zu den Ratten, die man unberührt ließ, viel mehr gegessen haben und auch entsprechend mehr an Körpergewicht zugenommen haben.

Bei Studenten konnte festgestellt werden, dass beispielsweise beim Hören von Musik während einer Mahlzeit insgesamt 20 Minuten länger gegessen wurde und die Kalorienaufnahme um fast 500 kcal höher war.

Auch bei großem Stress, vor allem auch bei Zeitdruck, langsam und bewusst essen. Kauen Sie jeden Bissen bewusst sorgfältig und nehmen Sie nur kleine Bissen in den Mund. Konzentrieren Sie sich auf das Essen und vermeiden Sie bewusst alle Nebentätigkeiten wie lesen, fernsehen, Auto fahren oder natürlich auch arbeiten. Gerade Bildschirmarbeit birgt ein großes Risiko nur so nebenbei zu essen. Nehmen Sie sich Zeit und arrangieren Sie Ihren Essplatz nett. Essen hat nicht nur die wichtige Funktion, Energie und lebensnotwendige Nährstoffe zu liefern, sondern ist für uns auch eine sehr angenehme soziale Beschäftigung. Essen Sie in Gemeinschaft. Alle Sinne sind beteiligt, man riecht das herrliche Aroma, schmeckt die verschiedenen Geschmacksrichtungen. Essen in Ruhe genießen bedeutet ein enormes Sinneserlebnis, aber nur, wenn man es auch zulässt. Wer schnell während diverser Nebentätigkeiten wie lesen, fernsehen, telefonieren oder arbeiten sein Essen verschlingt, merkt kaum, wie das Essen schmeckt. Aus diesem Grund sollte man auf alle „Ablenkungen" verzichten, sich immer hinsetzen und sich auf die Nahrungsaufnahme konzentrieren. Essen Sie immer in Ruhe und ohne Nebentätigkeiten.

Stressesser essen mehr fett- und zuckerreiche Lebensmittel

Süße Geschmacksreize vermindern bereits beim Säugling sehr wirksam Stressreaktionen. Und auch beim Erwachsenen sind Schokolade und Kekse zur Stressbewältigung beliebter als das Knabbern von Karotten. Gerade der vermehrte Konsum von Schokolade lässt vermuten, dass einzelne Bestandteile besondere Wirkungen zeigen. Es spricht aber einiges dafür, dass der Geschmack der Schokolade für ihre emotionale Wirkung von besonderer Bedeutung ist.

Untersuchungen zeigten, dass negative Stimmung mit Schokolade am schnellsten verbessert werden kann. Zur schnellen Stimmungsverbesserung reichen aber bereits 5 g aus!! Schokolade ist aber hier nicht gleich Schokolade. Milchschokolade vermindert das Verlangen nach Schokolade am besten. Sehr oft wirken sich Stress und schlechte Stimmung sehr ähnlich auf das Ernährungsverhalten aus. Wer unter Stress mehr isst, isst auch bei schlechter Stimmung mehr beziehungsweise umgekehrt.

Bei Ratten konnte auch gezeigt werden, dass durch den Konsum von zuckerhaltigen Essen die Ausschüttung der Stresshormone reduziert wird. Bekamen die Tiere hingegen Süßstoff oder kalorienfreie Getränke wie Wasser konnte dieser Effekt nicht festgestellt werden.

Der Griff zu fetten und zuckerhaltigen Speisen dient der Bewältigung der jeweiligen Stresssituationen. Je höher die Ausschüttung des Stresshormons Cortisol ist, desto häufiger wird zu süßen und fettreichen Snacks gegriffen. Ob der hohe Cortisolspiegel allein verantwortlich ist, ist aber noch nicht geklärt. Vermutlich wirkt jedoch das Cortisol auf die Bildung von anderen Botenstoffen wie Leptin, Neuropeptid Y oder auch auf die Cytokine, die ihrerseits einen direkten Einfluss auf den Appetit haben. Aber auch das Stresshormon CRH (Corticotropin Releasing Hormone) kann das Verlangen nach Süßem sogar um das Dreifache ankurbeln. Fett und Zucker werden gewissermaßen als „Benzin" verwendet. Der Körper verlangt lautstark nach diesem Treibstoff. Üblicherweise wird aber durch falsche Stressverarbeitungsmechanismen nicht so viel Energie verbraucht wie zusätzlich zugeführt. Die Folge davon ist, dass die überschüssige Energie in Form von Fett gespeichert wird und Stressessen zum Übergewicht führt. Würde richtigerweise Stress durch Bewegung reduziert, würden nicht nur die mobilisierten Reserven rasch wieder abgebaut, sondern auch noch zusätzlich Energie verbraucht.

Im Gegensatz dazu greifen die richtigen Stresshungerer, wenn sie essen, eher zu salzigen Lebensmitteln. Ihre Energieaufnahme ist unter nicht besonders hoher Belastung um bis zu 50 % gegenüber „normalen" Tagen reduziert.

Fettes Essen stresst zusätzlich

Bereits eine fettreiche Mahlzeit kann im Vergleich zu einer fettarmen zu mehr Stress führen. Untersucht wurde das bei Personen, die jeweils fettreiche und fettarme Frühstücksvarianten mit gleichem Kaloriengehalt aßen und anschließend einen sehr stressintensiven mathematischen Test absolvierten, eine emotionale Rede halten mussten oder einen Arm in ein Eiswasser getaucht bekamen. Unabhängig vom Stressauslöser reagierten die Personen nach dem fettreichen Frühstück viel stärker auf den Stress, vor allem mit schnellerem Puls und auch erhöhtem Blutdruck. Milchprodukte- und Cerealien-Konsumenten hingegen waren gelassener. Zusätzlich belastet fettes Essen den Körper und beeinträchtigt die Konzentrationsfähigkeit. Schnitzel & Co. oder der Gang zum Würstelstand sind wahre Stressförderer.

Wenn wenig essen, hungern und fasten zusätzlich stresst

Gereiztheit, üble Laune bis hin zur Aggressivität sind typische Symptome bei Nahrungsmangel, insbesondere bei unfreiwilligem Fasten, etwa bei besonderer Nahrungsknappheit oder auch beim Hungern. Auch wenn jemand mit der falschen Einstellung eine Diät hält und sich durch äußere Zwänge zum Nichtessen entschließt, überwiegt die negative Stimmung.

Im Unterschied dazu sind beim freiwilligen Fasten hauptsächlich positive psychische Effekte zu finden. Man fühlt sich gut, die Stimmung ist hervorragend und man ist auch stressstabiler. Beim unfreiwilligen Fasten, also beim Hungern, kommt es durch den zusätzlichen Stress auch zu anderen physiologischen Abläufen als beim Fasten. So wird mehr Eiweiß ab- und umgebaut und der Verbrauch von vielen wichtigen Nährstoffen, wie beispielsweise Magnesium steigt an. Außerdem spielt der Stoffwechsel des „Glückshormons" Serotonin im Gehirn eine Rolle. Wie auch beim Konsum verschiedener illegaler Drogen hängt die eintretende Stimmungsveränderung von der aktuellen Stimmungslage der Person, von der Motivation, von dem Umfeld und auch von den bereits vorhandenen Erfahrungen ab. Freiwilliges Fasten im entsprechenden Umfeld führt zur inneren Harmonie und zur Euphorie. Eine unfreiwillige Nahrungseinschränkung hingegen erhöht die Erregbarkeit, Aggressivität und führt nach längerer Dauer auch zu einer emotionalen Instabilität, Übellaunigkeit und Teilnahmslosigkeit, Stimmungsschwankungen, Depressionen, Reizbarkeit, Interesselosigkeit, Angst, hysterische Reaktionen, Hypochondrie und Introvertiertheit.

Risiko chronischer Stress

Chronischer bzw. schwerer Stress kann zu Essstörungen führen. Man geht davon aus, dass Stress bei 25 % aller Essstörungen die Ursache ist. Stressesser haben durch die langfristige erhöhte Energieaufnahme ein besonders großes Risiko übergewichtig zu werden bzw. nur geringe Chancen, überschüssige Kilos tatsächlich langfristig zu verlieren. Durch die vermehrte Ablagerung des Körperfettes im Bauchbereich steigt auch das Risiko für viele Begleit- und Folgeerkrankungen. Sowohl Stressesser als auch Stresshungerer haben das Risiko einer Unterversorgung mit wichtigen Nährstoffen. Durch die ungünstige Nahrungsauswahl bei Stressessen und durch die sehr eingeschränkte Zufuhr bei den Fastern kommt es bei chronischem Stress nicht selten zum latenten Vitamin- bzw. Mineralstoffmangel. Die Symptomatik ist hier ganz unspezifisch und reicht von Müdigkeit, Erschöpfung, Leistungseinbruch bis hin zu vermehrtem Haarausfall uvw.

So entkommen Sie dem Stressessen: Tipps für Stressesser

- Die beste Form der Stressbewältigung ist Bewegung und nicht essen!
- Essen Sie immer bewusst und langsam
- Vermeiden Sie Nebentätigkeiten wie telefonieren, E-Mails lesen, arbeiten, fernsehen. Konzentrieren Sie sich immer auf das Essen.
- Setzen Sie sich entspannt zum Essen. Machen Sie vor dem Essen etwas Bewegung. 10 Minuten Spazierengehen helfen hier schon.
- Essen Sie immer im Sitzen, nicht im Stehen oder Gehen.
- Genießen Sie das Essen!

Genussvoll, bewusst und langsam essen

Wer sein Essen genießt, isst automatisch bewusst, nimmt innere Signale wie Sättigung wahr und isst in der Regel vernünftiger. Der Griff zu frischen Zutaten und saisonalen Produkten lässt schnell entdecken, dass der Essgenuss nicht von der konsumierten Menge abhängt. Qualität steht hier vor Quantität.

Häufig unbewusst wird unter Stress zu süßen und fetten Lebensmitteln gegriffen. Durch das Führen eines Ernährungsprotokolls, in dem man genau festhält, was man wann isst, sieht man meist erst, wie viel man isst bzw. wie oft man tatsächlich zum Essen greift.

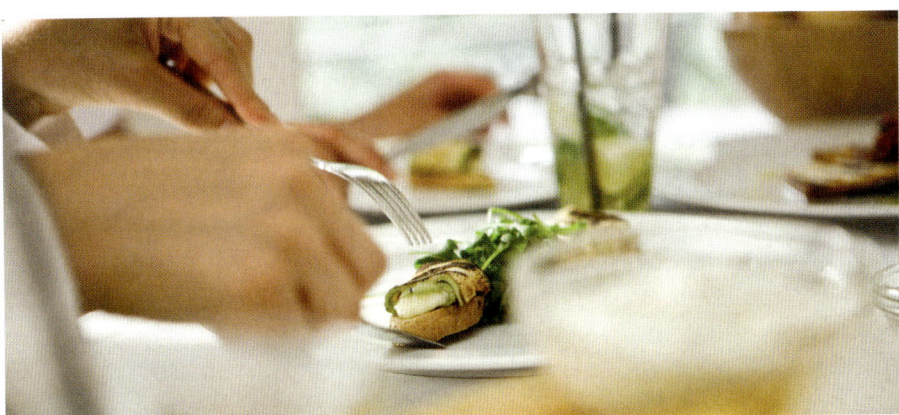

Genussvolles Essen hat nichts mit der Menge zu tun. Und frisch schmeckt's am besten!

Gerade Stressesser neigen zum Schlingen. Essen sollte aber ganz bewusst langsam gegessen werden. Am Anfang hilft es, sich darauf zu konzentrieren, dass jeder Bissen wirklich 20- bis 30-mal gekaut wird, beziehungsweise dass man das Besteck während des Essens öfters beiseite legt. Dies hat zusätzlich den Vorteil, dass man pro Mahlzeit fast 70 kcal weniger zu sich nimmt und das Sättigungsgefühl höher ist.

Nichts verbieten

Nachweislich steigt auch das Verlangen immer nach genau den Lebensmitteln, die man sich – aus welchem Grund auch immer – versagt. „Aus den Augen, aus dem Sinn" stimmt leider hier nicht. Potentiell ungünstige Lebensmittel sollten aus diesem Grund nicht völlig vom Speiseplan gestrichen, sondern einfach sparsam dosiert werden.

Die Strategie der kleinen Schritte

Das Essverhalten in den Griff zu bekommen bedeutet fast immer Kontrolle. Wann esse ich was und warum sind dabei die wichtigsten Fragen. Je größer jedoch die Kontrolle, desto größer ist aber auch das Risiko, dass man „alles hinwirft". Man kennt dies ja aus der Zeit der Kindheit und Pubertät. Je mehr man kontrolliert wurde, desto häufiger wollte man „ausbrechen". Jedes Verbot wurde so richtig interessant. Genauso geht es uns auch jetzt, wenn wir plötzlich gewisse Lebensmittel nicht mehr essen dürfen. „Darf" man keine Schokolade mehr essen, kreisen die Gedanken automatisch genau um Schokolade in allen Geschmacksrichtungen. Der Wunsch, endlich wieder Süßes zu essen, wird immer stärker. Damit ist das Alles-oder-Nichts-Prinzip vorprogrammiert. Irgendwann wird der Heißhunger nach den verbotenen Speisen so groß, dass man sich dann regelrecht darauf stürzt. Dies tritt vor allem ein, wenn man gestresst wird.

Essgewohnheiten langsam ändern

Wenn Sie Stress schon eine ganze Weile mit Essen bekämpfen, ist dies für Sie eine Gewohnheit, die Sie nicht von heute auf morgen ändern können. Derartige Umstellungen bedürfen großer Anstrengung, die wiederum sehr stressen kann. Aus diesem Grund sollten Sie genau überlegen, wann Sie was essen. Im ersten Schritt hilft der Griff zu kalorienarmen, nährstoffreichen Lebensmitteln wie Obst und Gemüse. Damit spart man sehr viele Kalorien ein und vermindert das Risiko, dass das Stressessen dick macht.

Richtiger Umgang mit „problematischen" Lebensmitteln

Überlegen Sie genau, welche Nahrungsmittel Sie besonders gerne in Stresssituationen essen, die aus ernährungsphysiologischer Sicht nicht so günstig sind, weil sie sehr energie- und/oder fett- und/oder zuckerreich sind. Streichen Sie diese von nun an nicht mehr von Ihrem Speiseplan, sondern essen Sie sie nur mehr wöchentlich oder auch monatlich. Sie haben die Wahl, ob Sie die Packung Chips oder die Tafel Schokolade auf einmal an einem bestimmten Tag essen oder in kleinen Portionen über die Woche verteilen. Erfahrungsgemäß ist es leichter, sich auf einen „Schokotag", „Schnitzeltag" oder Ähnliches pro Woche oder Monat zu arrangieren.

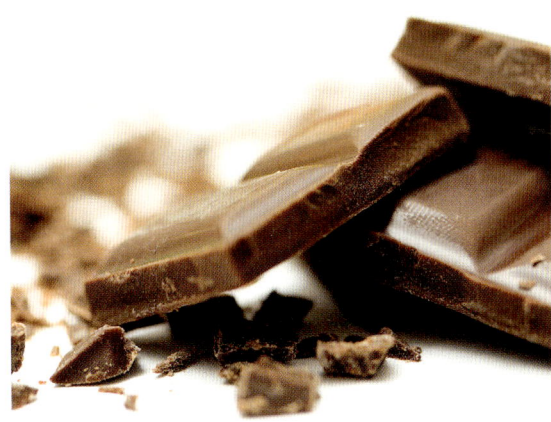

Verbieten Sie sich nichts, aber reduzieren Sie problematische Speisen.

Halten Sie aber Alternativen bereit, damit Sie die nächste belastende Situation überstehen. Oft reicht schon ein Glas Wasser oder Tee. In kleinen Schlucken getrunken ersetzt dies alles Essbare.

Weg vom Präsentierteller!

Lebensmittel, die uns den ganzen Tag förmlich anlachen, verführen uns sehr leicht zum Essen. Den Test können Sie jederzeit durchführen. Legen Sie eine Packung Kekse in Blickweite, zum Beispiel auf den Schreibtisch. Es ist dann nur eine Frage der Zeit, bis die Packung vollständig aufgegessen ist. Mehr oder weniger bewusst greift man ständig hin, knabbert nebenbei und wundert sich, wenn die Packung leer ist. Liegt dieselbe Kekspackung aber in einer Schublade, wird der Griff in die Packung schon seltener. Muss man dann auch noch seinen Arbeitsplatz verlassen und jedes Stück aus einem Kasten oder sogar aus einem anderen Raum holen, isst man viel weniger.

TIPP

Lassen Sie also keine Lebensmittel, die Sie zum Essen verführen, sichtbar herumstehen.

Kauen statt essen

Viele Stressesser beruhigt schon alleine die Kaubewegung. Sie brauchen eigentlich nichts essen, ihnen hilft das Kauen von Kaugummi. Dies kann noch zusätzlich dazu führen, dass man weniger Hunger hat, denn kaut man 10 Minuten vor dem Essen einen Kaugummi, nimmt man auch weniger Energie zu sich. Offensichtlich führt das Kauen zu einer vorzeitigen Sättigung und es beruhigt.

Bewegung statt essen

Während einer Stressreaktion werden Reserven mobilisiert um sich auf einen Kampf oder eine Flucht vorzubereiten. Diese sollten wieder abgebaut werden. Die beste Methode dafür ist und bleibt Bewegung in jeder Form. Besonders geeignet sind Ausdauersportarten wie Laufen, Radfahren, Schwimmen uvm. Aber bereits ein Spaziergang kann mithelfen bereitgestellte Energie sinnvoll zu verbrauchen und gelassener zu werden. Wer also nach einem stressigen Arbeitstag nach Hause hetzt und sofort zum Kühlschrank geht und dann zu müde oder auch zu träge ist sich noch zu bewegen, sollte jede Möglichkeit nutzen sich zu bewegen. Wenn es die Zeit nicht erlaubt noch eine Runde zu joggen, sollten die letzten Meter zu Fuß zurückgelegt werden. Oder zu Hause angekommen die Schuhe gegen Sportschuhe getauscht werden und noch mindestens 10 bis 15 Minuten zügig marschiert werden. Wer richtig trainiert, hat auch noch zusätzlich den Vorteil, dass sich das Essverhalten fast automatisch in Richtung gesunde Ernährung ändert. Regelmäßiges Ausdauertraining macht Lust auf Gesundes wie Gemüse, Salat uvm. Durch den Abbau der Stresshormone verschwindet auch der Heißhunger.

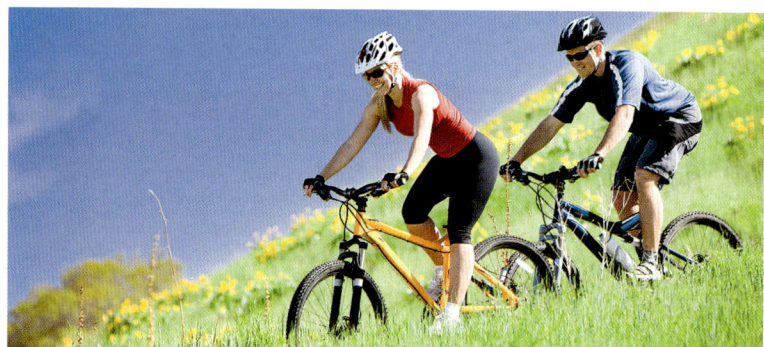

TIPP

Nutzen Sie jede Bewegungschance, die sich bietet.

Laufen Sie dem Stress davon!

Ein Ausdauertraining dreimal wöchentlich erhöht die Stressresistenz. Zusätzlich zu den vielen anderen positiven Effekten des Trainings wird der Kopf frei. Die Konzentrationsfähigkeit steigt und nicht selten kommen zündende Ideen beim Laufen.

Rückfälle wegstecken

Immer wieder wird es vorkommen, dass Sie aus Frust, Langeweile, Ärger oder Stress zu viel und das Falsche essen. Werfen Sie aber deswegen die Flinte nicht ins Korn. Es ist nur wichtig, dass das „alte" Verhalten nicht wieder zur Gewohnheit wird. Statt sich jetzt lange zu ärgern, sollten Sie am besten überlegen, wie Sie die überzähligen Kalorien nachträglich einsparen könnten. Machen Sie zusätzlich Bewegung oder verzichten Sie bewusst auf eine Mahlzeit am nächsten Tag.

Analysieren Sie ganz genau, warum Sie wieder zuviel gegessen haben und überlegen Sie sich bereits für die nächsten Risikosituationen Alternativen. Nehmen Sie jeden „Rückfall" als Übung, die Ihnen nicht schadet, sondern Ihnen sogar langfristig hilft. Vergleichen Sie Ihre Änderung des Ernährungsverhaltens mit dem Lernen des Gehens. Am Anfang werden Sie nicht loslaufen können, sondern im Gegenteil, immer wieder umfallen. Nur liegen bleiben dürfen Sie nicht, sondern Sie müssen immer wieder aufstehen um dann schließlich irgendwann gehen und später laufen zu können.

Tipps für Stresshungerer

- ▶ Essen Sie kleine Portionen.
- ▶ Greifen Sie zwischendurch zu Obst und/oder einem Milchprodukt.
- ▶ Gut eignen sich auch Milchgetränke für zwischendurch oder statt einer Mahlzeit. Trinken Sie Molke, Buttermilch oder Jogurtgetränke in kleinen Schlucken.
- ▶ Nüsse und Trockenfrüchte sind bei Bedarf kleine Energiespender.
- ▶ Meiden Sie schwere, deftige, besonders fettreiche Speisen!

Wenn Stress die Kehle zuschnürt, braucht der Körper genauso Energie und viele wichtige Nährstoffe. Große Portionen wirken hier sehr abschreckend. Essen Sie daher lieber kleine Portionen und dafür öfter. Vor allem Kinder sollten nicht nur mit Lieblingsessen und Süßem zum Essen motiviert werden, denn so lernen sie schnell, dass diese Nahrungsmittel trösten und nicht selten wird aus einem Kind, dass bei Stress nichts oder sehr wenig isst, ein Stressesser, der mit Gewichtsproblemen zu kämpfen hat.

Frühstücksverweigerer

Die Hauptgründe bei Kindern für den Verzicht auf das Frühstück sind einerseits enormer Schulstress, aber auch Zeitmangel in der Früh. Wenn es der zweite Grund ist, sollte das Zeitmanagement so umgestellt werden, dass alle etwas früher aufstehen und dass zumindest zusätzlich 15 Minuten für ein gemeinsames Frühstück eingeplant werden.

Frühstücksmuffel oder Frühstücksverweigerer – ob groß oder klein – sollten aber nicht ohne ein Getränk und einer größeren Jause aus dem Haus. Ein Jogurtdrink, Milch oder Kakao sind hier angebracht.

Mahlzeiten in Ruhe und entspannt einnehmen

Essen sollte nicht noch zusätzlich stressen. Wenn es zum Hauptthema am Tisch wird, was und warum nichts gegessen wird, steigt der Stresspegel noch weiter an und der Griff zum Essen wird immer unwahrscheinlicher. Vorwürfe bringen gar nichts. Die Stresshungerer sollte man nicht zum Essen zwingen, sondern motivieren, zumindest vom Speiseangebot zu kosten nach dem Motto „mit dem Essen kommt der Appetit". Üblicherweise fördern gemeinsame Essen die Nahrungsaufnahme. Je mehr Personen am Tisch anwesend sind, desto länger dauern die Mahlzeiten und desto höher ist die Wahrscheinlichkeit, dass auch die Verweigerer zum Essen greifen.

Essenszeiten einplanen

Dies gilt für die Stresshungerer, die vor allem aus Zeitnot den ganzen Tag nichts essen. Sie sollten ihre Nahrungsaufnahme wie einen Termin planen.

Oftmals lassen sich wichtige Termine auch mit einem Geschäftsessen verbinden. Wer einmal pro Woche Obst einkauft, hat dieses immer griffbereit. Mittlerweile kann man sich auch im Büro damit beliefern lassen. Ist man unterwegs, sollte man Essen mitnehmen. Obst oder Müsliriegel sind hier ideal. Ernährungsphysiologisch günstiges „Fast Food" ist auch bereits an vielen Orten erhältlich. Damit hat man den zusätzlichen Vorteil, dass man voll leistungsfähig ist und sich besser auf die Anforderungen des Alltags konzentrieren kann.

Richtig essen gegen Stress

Raus aus der Stressfalle

Mit der richtigen Ernährung reagiert man nicht nur gelassener auf Stress, sondern beugt auch Stressattacken vor und verbessert die Stimmung. Ist der Körper optimal mit Nährstoffen versorgt, steigt die Stresstoleranz. Bei schlechter Versorgung, beispielsweise durch einseitige Ernährung oder durch eine schlechte Lebensmittelauswahl, reagiert der Körper viel sensibler auf Stressreize. Üblicherweise essen Stressesser Lebensmittel, die viel Fett enthalten und/oder sehr zuckerreich, jedoch arm an Vitaminen und Mineralstoffen sind. Damit entsteht ein Teufelkreis, dem man nur mehr schwer entkommt. Deshalb gilt: Je mehr Stress, desto wichtiger ist die Nahrungsauswahl! In Stressphasen ist es besonders wichtig sich bewusst und gesund zu ernähren.

> Die Nahrungsauswahl entscheidet, ob man nach dem Stress schnell wieder entspannt oder in der Stressfalle bleibt.

Jede „Stressreaktion" im Körper hat Auswirkungen zur Folge. Prinzipiell erhöht Stress im Körper den Energiebedarf, da unter anderem die Herzleistung erhöht wird und eine Reihe von Botenstoffen gebildet wird. Dazu braucht der Körper dessen Vorstufen, meist Eiweißbausteine. Für viele Auf- und Umbauarbeiten werden aber auch Vitamine und Mineralstoffe benötigt. Der erhöhte Energiebedarf steigert vor allem den Kohlenhydratbedarf. Nicht zu Unrecht wird deshalb Stress als Nährstoffräuber bezeichnet. Zusätzlich kommt es zu einer erhöhten Freisetzung von Lipiden, sowie auch zu einer verstärkten Rückresorption von Natrium und Wasser.

Stresshormone und Botenstoffe

Bei jeder Stressreaktion steigt der Spiegel an gewissen Botenstoffen im Hirn. Typische „Stresshormone" sind Dopamin, Noradrenalin und Adrenalin. Auch der Cortisonspiegel ist nach einer Stresssituation erhöht. Es gibt hier bereits Untersuchungen, dass bestimmte Nahrungsmittelinhaltsstoffe bei stressanfälligen, aber auch depressiven Personen stimmungsstabilisierend sein können. So kann die Nahrungsmittelauswahl die Bildung eines ganz wichtigen Neurotransmitters (= Botenstoff, der Reize von einer Nervenzelle zur anderen überträgt) im Gehirn beeinflussen. Von besonderer Bedeutung im Zusammenhang mit Essen und Stimmung sind die Gehirn-Botenstoffe Dopamin und Serotonin.

Dopamin und Serotonin

Dopamin ist mitunter verantwortlich, dass wir Gefühle des Genießens und der Zufriedenheit haben. Es spielt aber wahrscheinlich auch eine Rolle bei der Alkoholsucht, bei der Tabakabhängigkeit und bei der Abhängigkeit von anderen Drogen. Bei manchen Menschen gibt es genetisch bedingt zu wenige Rezeptoren (= Empfang- oder Aufnahmeeinrichtungen, dass das Dopamin auch tatsächlich an der richtigen Stelle zur Wirkung kommt). Als Folge kann nur wenig Dopamin wirksam werden, um dann auch das angenehme Gefühl des Vergnügens zu erzeugen. Diese Menschen brauchen größere Mengen an Essen, Alkohol oder auch Nikotin, um sich wohler zufühlen. Betroffen sind davon rund 30 % der Bevölkerung und 70 % aller übergewichtigen Menschen. Dopamin wird im Gehirn aus dem Eiweißbaustein **Tyrosin** aufgebaut, genauso wie Noradrenalin und Adrenalin. Tyrosin ist in Fisch enthalten, aber auch in Milch und Milchprodukten, Fleisch und Hülsenfrüchten.

Ebenfalls wichtig für das Wohlbefinden und das Vergnügen ist der Botenstoff Serotonin. Ein Mangel führt zu Stimmungsschwankungen bis hin zu depressiven Verstimmungen. Dieser wird aus dem Eiweißbaustein **Tryptophan** aufgebaut, der vorerst ins Gehirn gelangen muss. Man weiß heute, dass eine Tryptophanzufuhr bis 6 g/d die Serotoninbildung aktiviert. Wird zuwenig Tryptophan gegessen, reduziert sich auch der Aufbau von Serotonin und damit verschlechtert sich das Befinden. Aber nicht der Konsum von eiweißreichen Lebensmitteln wie Fleisch lässt den Serotoninspiegel ansteigen, sondern die kohlenhydratreichen wie Getreide, Obst oder auch Zucker, Honig uvw. Denn: Tryptophanhaltige Lebensmittel zu essen alleine reicht nicht aus, denn der Eiweißbaustein muss ins Gehirn gelangen, um dort die Serotoninproduktion zu ermöglichen. Und dazu sind Kohlenhydrate notwendig.

Kohlenhydrate – und hier ganz besonders leicht verfügbare Kohlenhydrate (z.B. Zucker, Zucker in der Schokolade) – führen zu einem raschen Insulinstoß, welcher den Einstrom des Tryptophans ins Gehirn erleichtern. An der so genannten „Blut-Hirnschranke" werden nur Stoffe ins Gehirn gelassen, die keinen Schaden anrichten können und eine bestimmte Größe haben. Dadurch kann es passieren, dass mehrere Eiweißbausteine (Aminosäuren) den Übertritt durch diese Schranke blockieren. Viele Aminosäuren werden allerdings durch das Insulin in die Muskulatur transportiert, statt im Gehirn zu landen. Tryptophan hingegen reagiert kaum auf Insulin und bleibt im Blut. Aus diesem Grund können bei sehr eiweißreicher Kost weniger, aber bei kohlenhydratreicher Kost viel mehr Tryptophanmoleküle ins Gehirn und so für die Umwandlung zu Serotonin zur Verfügung stehen. Tryptophanreich sind Käse, Sojabohnen, Erdnüsse, Cashewnüsse, Linsen, Hühnerei, Fleisch, Fisch, Haferflocken, Weizen und Reis.

SEROTONIN-BILDUNG IM GEHIRN

⇧Kohlenhydrate/⇩Eiweiß
⇩
⇧Insulin-Ausschüttung
⇩
⇧Spiegel langer neutraler Aminosäuren
⇩
⇧Aufnahme von Tryptophan ins Gehirn
⇩ Blut-Hirn-Schranke
⇧Serotonin-Freisetzung
⇩
Verbesserte Stress-Adaption

GEHIRN

Immer wieder wird auch berichtet, dass bestimmte Lebensmittel an sich auch Serotonin enthalten würden. So beispielsweise Bananen. Hier gibt es noch keinen Beweis, dass das in der Nahrung enthaltene Serotonin tatsächlich über die Blut-Hirn-Schranke ins Gehirn gelangt.

Kohlenhydrate bei akutem Stress

Auch wenn die Ausgangsprodukte für die Wohlfühlsubstanzen Dopamin und Serotonin Eiweißbausteine sind, bedeutet es nicht, dass eine besonders proteinreiche Kost zu empfehlen wäre. Ganz im Gegenteil. Für stressanfällige Personen ist eine kohlenhydratreiche Kost mit einem geringen Proteinanteil sogar besser als ein übermäßiger Konsum von Proteinen vor allem in Form von Fleisch. Eine Kost mit einem höheren Anteil an Kohlenhydraten hat in Untersuchungen sogar den Cortisolspiegel reduziert und darüber hinaus auch noch eine Ausprägung von depressiven Gefühlen vermindert. Außerdem wird durch diese Kostzusammensetzung die geistige Leistungsfähigkeit bei stressanfälligen Personen verbessert, ein Effekt, der in der heutigen Leistungsgesellschaft sehr wichtig ist. Besonders stressgeplagte Menschen zeigen durch den vermehrten Konsum von Kohlenhydraten bei Tests eine kürzere Reaktionszeit und haben auch eine geringere Fehleranfälligkeit. Dieser Effekt ist unter anderem auf die Erhöhung des Serotoninspiegels zurückzuführen.

> Kohlenhydrate helfen mit, unter akutem Stress geistige Hochleistungen zu erbringen.

Kohlenhydrate sind nicht gleich Kohlenhydrate. Leicht verfügbare Kohlenhydrate bewirken zwar einen raschen Insulinausstoß und einen schnelleren Aufbau von Botenstoffen im Gehirn. Es handelt sich dabei aber um Kohlenhydrate mit Kurzzeitwirkung. So rasch der Blutzuckerspiegel steigt, so rasch sinkt er auch wieder und Müdigkeit und Konzentrationsschwächen sind die Folge. Besser ist der Griff zu Kohlenhydraten mit Langzeitwirkung. Zu ihnen zählen die komplexen Kohlenhydrate wie Stärke. Diese findet man in Getreide- und Getreideprodukten, in Kartoffeln, Obst und Gemüse. Sie lassen den Blutzuckerspiegel nur langsamer und nicht so hoch ansteigen, dafür wird der Körper aber konstant mit Energie versorgt. Wer bei Getreide noch vermehrt zu Vollkorn greift, – nimmt auch noch zusätzlich B-Vitamine auf, die für geistige Höhenflüge unerlässlich sind. Durch Obst und Gemüse bekommt der Körper zusätzlich Vitamine, Mineralstoffe und sonstige Pflanzenschutzstoffe, die besonders schützen. Stress begünstigt nämlich auch die Entstehung von freien Radikalen, die unter anderem für die Entstehung von Krebserkrankungen verantwortlich zu machen sind.

Stressanfällige Personen sollten daher reichlich Getreideerzeugnisse, Kartoffeln, Obst und Gemüse essen. Besonders geeignet sind für stressanfällige Personen kohlenhydratreiche, proteinarme Snacks. Dazu zählen Bananen, Datteln oder Feigen. Sie enthalten nur einen geringen Eiweißanteil, jedoch immer auch die wichtigen Vorstufen für unsere

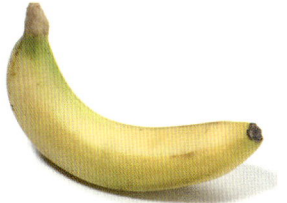
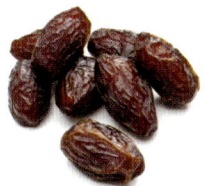
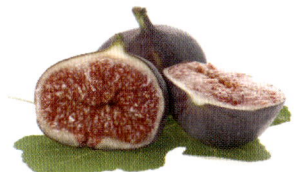

Botenstoffe im Gehirn und einen hohen Anteil an Kohlenhydraten. Aber Achtung – auch Datteln und Feigen sind sehr energiereich. Der unkontrollierte Griff zu diesen Snacks ist demnach aufgrund ihres Kaloriengehaltes nicht uneingeschränkt empfehlenswert. Jede getrocknete Dattel liefert rund 20 kcal und eine getrocknete Feige das Doppelte. Eine Banane schlägt sich mit ungefähr 100 kcal aufs Energiekonto, genauso wie eine Rippe Schokolade.

Ideale Anti-Stress-Snacks sind Bananen, Datteln und Feigen.

Proteine sind wichtig

Wenn der Serotoninspiegel zu niedrig ist, können auch die Stresshormone wie Adrenalin oder Cortisol ungebremst ansteigen. Diese bewirken wiederum, dass die anderen Hormone wie Testosteron oder Wachstumshormone produziert werden. Damit beginnt der gefährliche Teufelskreis, der im Burnout enden kann. Zusätzlich problematisch wird es, da Stresshormone katabol wirken, das heißt, wertvolle Proteine im Körper werden abgebaut. Damit kann nicht nur Muskelmasse schmelzen, sondern auch die Abwehr gemindert werden. Aus diesem Grund sollte die Proteinaufnahme auch nicht zu kurz kommen. Gänzlich ohne sie geht es auf keinen Fall. Dauerhafter Stress steigert den Proteinbedarf. Fisch, fettarmes Fleisch und Milchprodukte und Hülsenfrüchte sind hier gefragt.

> Kleine Eiweißportionen liefern die wichtigen Aminosäuren für den Aufbau von Stresshormonen und Botenstoffen, erhalten aber auch die Muskelmasse und sorgen für ein intaktes Immunsystem.

Ein wichtiger Botenstoff im Hirn ist auch Glutamat. Es entsteht im Nervensystem durch die so genannte Glutaminsäure, einem Eiweißstoff. In der Nahrung findet sich diese Ausgangssubstanz in allen eiweißhältigen Lebensmitteln, aber vor allem in Topfen, Käse und in Getreidekörnern. Aus Glutamat entsteht wiederum ein wichtiger Botenstoff im Gehirn, die Gamma-Amino-Buttersäure.

Einzelne, insgesamt 11 verschiedene Eiweißbausteine sind auch Ausgangsubstanz der Substanz P, die bei der Vermittlung der Stressreaktion bei Angst und Schmerz eine entscheidende Rolle spielt. Neuropeptid Y, das unter anderem für die Blutdruckerhöhung während des Stresses verantwortlich ist, besteht sogar aus 36 verschiedenen Eiweißbausteinen.

DIE VERSCHIEDENEN EIWEISSBAUSTEINE

Eiweißbaustein	Vorstufe von	Enthalten in
Tryptophan	**Serotonin** *Funktion:* steigert Konzentrationsfähigkeit, aber auch Denk- und Merkfähigkeit. Ist verantwortlich für die Stimmung, wichtig für das Wohlbefinden, Entspannung **Melatonin** *Funktion:* Schlafbereitschaft	Käse, Sojabohnen, Erdnüssen, Cashewnüssen, Linsen, Hühnerei, Fleisch, Fisch, Haferflocken, Weizen, Reis
Phenylalanin, Tyrosin	**Katecholamine: Adrenalin, Dopamin, Noradrenalin** *Funktion:* Aufmerksamkeit, Aktivität, Wachheit. Vorbereitung auf Kampf und Flucht	Milch und Milchprodukten, Fisch, Fleisch, Hülsenfrüchten
Serin, Methionin	**Cholin ▶ Acetylcholin** *Funktion:* Für die Abspeicherung und Abrufung von Informationen im Gehirn. Wichtig für Aufmerksamkeit und bei der Steuerung von Stressreaktionen	Getreide, Gemüse, Nüssen, Leber, Fleisch
Glutaminsäure	**Glutamat** *Funktion:* Für das Lernen und Abspeichern von stressrelevanten Ereignissen.	Topfen, Käse, Milchprodukten, Getreidekörnern

Fette: Qualität vor Quantität

Auch die Fette spielen bei der Stress-Ernährung eine wichtige Rolle. Auch hier ist die Qualität besonders wichtig. Bevorzugen sollte man langkettige **Omega-3-Fettsäuren**. Die Omega-3-Fettsäuren, spezielle langkettige mehrfach ungesättigte Fettsäuren (EPA = Eicosaensäure und DHA = Docosahexaensäure) sind in großen Mengen in Algen enthalten und gelangen so über die Nahrungskette in die Fische. Besonders hohe Konzentrationen weisen hier die Kaltwasserfische wie Makrele, Hering und Lachs, vor allem Wildlachs auf. Auch Tunfisch zählt zu den Fischen mit einem hohen Anteil, genauso wie bei uns in kalten Wässern vorkommende Saiblingsarten. Werden diese auf engem Raum gezüchtet und haben sie keine Möglichkeit zu ausreichender Bewegung, haben auch diese Fische keinen hohen Gehalt an jenen Fettsäuren. Nur Zuchtfische mit ordentlicher Bewegung können die gleichen Mengen wie ihre frei lebenden Artgenossen haben.

> Fette mit einem hohen Anteil an Omega-3-Fettsäuren sind zu bevorzugen. Dazu zählen fettreiche Meeresfische (Hering, Tunfisch, Lachs) oder/und Lein-, Raps-, Soja und Walnussöl.

Neben den vielen gesundheitlichen Vorteilen dieser Fettsäuren wie positive Beeinflussung der Gehirnentwicklung, Schutz vor Gehirnkrankheiten wie Demenz oder Schlaganfall, Regulation des Blutdruckes wirken sie auch positiv auf die Stimmung. In Ländern mit einem hohen Verzehr an Fisch gibt es nachweislich weniger Depressionen. Sie beeinflussen auch die Blutverdünnung positiv. So kann mit ihnen auch der blutverdickenden Wirkung des Adrenalins entgegengewirkt werden.

Zu den Omega-3-Fettsäuren zählt auch die **α-Linolensäure**. Diese Fettsäure ist kürzer als die Fischöle. Diese kurzkettige Omega-3-Fettsäure α-Linolensäure kann im Körper bei größerer Zufuhr in die besonders wertvollen langkettigen Omega-3-Fettsäuren umgewandelt werden. Besonders hohe Mengen sind in Lein-, Raps-, Soja- und Walnussöl enthalten.

Fettreiches Essen verstärkt den Stress!

Fettreiche Mahlzeiten, mit Ausnahme von Fischmahlzeiten, sind aber nicht empfehlenswert. Fettes Essen kann nämlich Stress noch verstärken. Bereits eine einzige fettige Mahlzeit macht sich bemerkbar. Fetthaltige Snacks, Speisen oder einzelne Lebensmittel zählen auf keinen Fall zu Stressfood – im Gegenteil – Pommes, Leberkäsesemmeln und alles Frittierte, aber auch Cremetorten, Schlagobersportionen und vieles mehr stressen zusätzlich.

Empfehlenswert sind fettarme Mahlzeiten mit reichlich komplexen Kohlenhydraten und nur kleinen Eiweißportionen.

Schutzstoffe: Vitamine, Mineralstoffe & Co.

Eine übermäßige Belastung beeinträchtigt aber auch unter anderem unser Immunsystem, man wird anfälliger, vor allem für Infektionskrankheiten, aber auch für die Entstehung von Krebskrankheiten. Durch diese steigende Belastung braucht der Körper ein hohes Maß an Abwehrreaktionen und Schutzfaktoren, um sich vor schädlichen Veränderungen schützen zu können. Werden bei einer übermäßigen Belastung nicht ausreichend „Schutzstoffe" (= Antioxidantien) aufgenommen, stresst man den Körper jetzt noch zusätzlich. Es entsteht nämlich der so genannte „oxidative Stress". Eine „richtige", „gesunde" Ernährung, die eine ausreichende Versorgung des Körpers mit so genannten „Radikalfängern" gewährleistet, bietet optimalen Schutz. Insbesondere die **Vitamine A** (Carotin), **C** und **E** können die Zellen vor dem „oxidativen Stress" schützen, indem sie die gefährlichen Radikalen neutralisieren.

Vitamin A und die Vorstufen, die Carotinoide, sind in roten Früchten, wie Marillen, Mango, Papayas, Karotten oder rotem Paprika enthalten. Vitamin C ist hauptsächlich im frischen Obst und Gemüse (Paprika, Ribiseln, Orangen, Kiwi, Kartoffeln) und Vitamin E ist als Fettbegleitstoff in hochwertigen Ölen und Nüssen und Samen, genauso wie im Vollkorngetreide und in Weizenkeimen, zu finden.

Von großer Bedeutung ist hier nicht die isolierte Aufnahme einzelner Vitamine, sondern immer die Kombination, da sie sich gegenseitig unterstützen und zum Teil sogar regenerieren. Wichtige Antioxidanten findet man auch in pflanzlichen Lebensmitteln. Zu ihnen zählen beispielsweise die Flavonoide, die unter anderem in Weintrauben, Beeren, Zitrusfrüchten, Sellerie, Zwiebeln, Äpfeln, Blattsalaten, Kohl, Tomaten, Melanzani, Sojabohnen, Tofu, Vollkorngetreide, Nüssen, Leinsamen, Kürbiskernen, grünem, weißem und schwarzem Tee und Kakao enthalten sind. Wirksame Phenolsäuren sind in Beeren, Äpfeln, Zitrusfrüchten, Blattsalaten, Kartoffeln, Nüssen, grünem und schwarzem Tee enthalten und Phytoöstrogene in Granatapfel, Rotklee, Vollkorngetreide, Hülsenfrüchten, Tofu, Sojamehl, Kohl, Leinsamen, Leinöl, Weizenkeimöl und Sojaöl. Bedeutsam für die Reduktion des oxidativen Stresses sind auch die Mineralstoffe Zink, Selen, Kupfer, Mangan und Eisen.

Stresssituationen erhöhen aber auch den Bedarf an **Vitamin C**. Vitamin C wird unter anderem zur Herstellung von Adrenalin benötigt und ist vor allem in pflanzlichen Lebensmitteln enthalten. Besonders viel enthalten Zitrusfrüchte, Beeren, Kiwis, Paprika, Brokkoli und Sauerkraut. Ein Mangel schwächt das Immunsystem und ist dann auch mitverantwortlich, dass man krankheitsanfälliger ist, besonders für Erkältungen. Zusätzlich zum Vitamin C braucht ein funktionierendes Immunsystem unter anderem auch noch einige B-Vitamine und beispielsweise Zink und Selen. Zink findet sich in größeren Mengen in Weizenkeimen, Mohn, Sesam, Kürbiskernen und im Vollkorngetreide. Selenlieferanten sind unter anderem Pistazien, Paranüsse, aber auch Weizenkeime und Steinpilze.

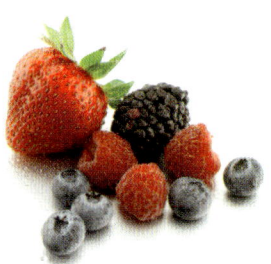

Eine Extraportion Magnesium gegen Stress

Besonders wirksam gegen Stress ist auch der Mineralstoff **Magnesium**. Jeder Art von Stress erfordert auch eine Extraportion an Magnesium. Dieser Mineralstoff aktiviert rund 300 Enzyme im Körper und sorgt auch beispielsweise für die Ausschüttung des Hormons Adrenalin. Magnesium aktiviert jene Enzyme, die für die Energiegewinnung verantwortlich sind, und hilft bei der Reizleitung von den Nerven zu den Muskeln mit. Hohe, für Stress typische Cortisonspiegel, führen auch zu einer höheren Ausscheidung an Magnesium. Enthalten ist Magnesium in Kürbis- und Sonnenblumenkernen, in Haferflocken, im Getreide und im grünen Gemüse, aber auch in Nüssen, Trockenfrüchten, Hülsenfrüchten (vor allem Soja), Kakaopulver und magnesiumhaltigen Mineralwässern. Ein Mangel führt zu Schlafstörungen, Konzentrationsschwächen und zur Nervosität, aber auch zu Muskelkrämpfen und in schweren Fällen zu Herzrhythmusstörungen.

Erhöhter Kaliumbedarf

Auch der Mineralstoff **Kalium** wird bei Stress vermehrt ausgeschieden und daher benötigt. Kalium ist in unverarbeiteten tierischen und pflanzlichen Lebensmitteln weit verbreitet. Hohe Konzentrationen finden sich in vielen Obst- und Gemüsesorten wie Tomaten, Bananen, Zitrusfrüchten, Trockenobst, Kakaopulver und Hülsenfrüchten. Auch Haferflocken, Weizenkeime, Pistazien und Kürbiskerne sind sehr kaliumreich.

Weitere wichtige Schutzstoffe

Bedeutsam gegen Stress sind auch die Vitamine **B_1, B_2, B_6** und auch noch **Kupfer**. **Vitamin B_1** spielt beim Neurotransmitter-Stoffwechsel eine große Rolle. Bereits ein leichter Mangel führt unter anderem zu Müdigkeit, Depressionen und Gedächtnis- und Konzentrationsschwäche. Im Gehirn kommt es erst zu speziellen Ausfallserscheinungen, wenn der normale Gehalt an Vitamin B_1 um 20 % abfällt. Vitamin B_1-reich sind Vollkorn, Haferflocken, Weizenkeime, Sonnenblumenkerne, Hülsenfrüchte, Nüsse aber auch Schweinefleisch. Dies kann fütterungsbedingt die bis zu 10-fach höhere Konzentration an Vitamin B_1 aufweisen als andere Fleischarten. **Vitamin B_6** ist im Körper bei über 100 enzymatischen Reaktionen beteiligt. Es ist unerlässlich für die Produktion der Botenstoffe im Gehirn. Es ist gemeinsam mit dem Vitamin B_{12} und der Folsäure verantwortlich, dass aus dem Eiweißstoff Cystein kein giftiges Homocystein entsteht. Vitamin B_6-reich sind nahezu alle tierischen und pflanzlichen Lebensmittel. Besonders gute Quellen sind Hühner- und Schweinefleisch, Fisch, verschiedene Gemüsesorten, Kartoffeln und Vollkorngetreide. **Folsäurereich** sind Spinat, Salat, Spargel, Getreide, Tomaten, Gurken und Leber. **Kupfer** ist Bestandteil von Enzymen, die freie Radikale entgiften. Deshalb ist dieses Spurenelement besonders bei oxidativem Stress wichtig. Kupferreich sind Fische, Getreideprodukte, Nüsse, Schokolade, Kakao, grüner Tee, Kaffee und grünes Gemüse.

Eisen für optimale Leistung

Während einer Stressreaktion werden auch die Skelettmuskeln vermehrt mit Sauerstoff und Nährstoffen versorgt. Von großer Wichtigkeit für den Sauerstofftransport ist **Eisen**. Es ist aber auch Bestandteil von Enzymen, Hormonen und speziellen Botenstoffen (= Neurotransmitter) im Gehirn, die ganz wesentlich für viele Funktionen benötigt werden. Eisen ist auch unerlässlich für körperliche und geistige Leistungsfähigkeit. Ein Mangel führt rasch zu Müdigkeit, Konzentrationsschwierigkeiten und zu einer eingeschränkten Merkfähigkeit. Eisen ist sowohl in pflanzlichen als auch in tierischen Lebensmitteln zu finden. Es wird allerdings aus tierischen Produkten viel besser verwertet als aus pflanzlichen. Kombiniert man beide Lebensmittelgruppen, lässt sich die Verwertung aber verdoppeln. Eisen kann aber auch durch Vitamin C, Fruchtsäuren und tierische Proteine besser aufgenommen werden. Tee, Milch und Milchprodukte und spezielle Pflanzeninhaltsstoffe wie Oxalate (im Spinat), Phytate (im Getreide) oder Tanninate hingegen reduzieren die Verfügbarkeit, genauso wie Kalzium und Zink die Eisenaufnahme vom Darm in den Körper blockieren. Eisenreich sind rote Fleischsorten wie Rind oder Lamm, Kürbiskerne, Sesam, Sojamehl, Hirse, Mohn, Pinienkerne, Weizenkeime, Hafer, Dille, Petersilie, Hefe, Haferflocken, Spinat, Brunnenkresse, Linsen, Sojabohnen und weiße Bohnen.

Stress auf Dauer powert aus und erhöht das Risiko für schlechte Laune, depressive Verstimmungen, vermehrte Müdigkeit und auch Schlafstörungen. Eine schlechte Versorgung mit zahlreichen Vitaminen und Mineralstoffen erhöht hier das Risiko noch mehr. So lässt ein Mangel an Vitamin C, B_1, Panthohensäure, Biotin, Niacin, Kalium und Jod oder Kupfer müde werden. Ist man mit den B-Vitaminen Kalzium und Zink unterversorgt, steigt das Risiko für eine depressive Stimmung und ein Mangel an Magnesium und Niacin stört die Nachtruhe ganz gewaltig.

Pflanzliche Kost gegen Stress

Pflanzliche Lebensmittel liefern sehr viele Inhaltsstoffe, die man bei Stress besonders benötigt. Neben den komplexen Kohlenhydraten enthalten sie reichlich Vitamine und Mineralstoffe. Zusätzlich enthalten sehr viele Pflanzen noch Schutzstoffe, die die Wirkung der so genannten Antioxidantien noch verstärken oder die selbst antioxidativ wirken. Daraus ergibt sich die allgemeine Empfehlung mehr von der Pflanze und weniger vom Tier zu essen. Damit hat man die Gewähr ausreichend Schutzstoffe aufzunehmen und stressigen Situationen gelassener gegenüberzustehen. Eine möglichst vollwertige und ausgewogene Ernährung ist der Grundpfeiler der Stressresistenz, stärkt die Abwehr und garantiert so die volle körperliche und geistige Leistungsfähigkeit.

EINE OPTIMALE ANTI-STRESS-ERNÄHRUNG BESTEHT AUS

- Reichlich Getreide- und Getreideprodukten wie Hafer (Haferflocken), Reis (Basmati- oder Vollkornreis), Müsli, Hirse, Weizen (Weizenkeime), Roggen, bevorzugt in Form von Vollkorn, aber auch Bulgur, Couscous, Polenta
- Reichlich Gemüse: alle Gemüsesorten, Kartoffeln, insbesondere grüne, rote, gelbe oder violette Gemüsesorten
- Obst: alle Obstsorten, besonders Bananen, Datteln, Feigen, aber auch Heidel-, Brom- oder Holunderbeeren, Äpfel, Marillen, blaue Weintrauben
- Fisch mit einen hohen Anteil an Omega-3-Fettsäuren wie Lachs, Tunfisch, Hering, Makrele, Saibling
- Hochwertige pflanzliche Öle wie Raps-, Lein-, Walnuss- und Sojaöl
- Hülsenfrüchte wie Bohnen, Linsen, Kichererbsen, Soja
- Nüsse und Samen, vor allem Walnuss, Paranuss, Pistazien, Kürbiskerne, Sesam
- Ergänzt durch fettarme Milch- und Milchprodukte, selten Fleisch und Süßigkeiten

Die wichtigsten Regeln für eine gesunde Ernährung

Ernährungspläne, Vorschriften, Verbote oder das Einhalten von Diäten stressen meist ungemein. Man ist gezwungen, zu gewissen Zeiten spezielle Lebensmittel zu essen, kann Einladungen nicht mehr richtig genießen und hat ständig ein schlechtes Gewissen das Falsche zu essen. Wer seine Nahrungsauswahl immer mehr auf nur mehr „gesunde Lebensmittel" einschränkt und die Genussfähigkeit verliert, kann zwar zu den Gesundessern gezählt werden, steht aber auch schon am Rande einer Essstörung, die als Orthorexia Nervosa (= Besessen vom Essen) bezeichnet wird.

> Essen soll nicht zusätzlich stressen!

Trinken gegen Stress

Genauso wie die richtige Nahrungsauswahl ist auch das richtige Trinkverhalten ganz wichtig. Genauso wie unter Stress oft zu viel, zur falschen Zeit oder auch nicht empfehlenswerte Lebensmittel gegessen werden, wird auch das Falsche oder auch viel zu wenig getrunken. Sehr oft lässt Stress auf das Trinken vergessen. Folge davon sind Konzentrationsstörungen, innere Unruhe, Kopfschmerzen und vieles mehr. Diese Symptome werden sehr oft der Überforderung zugeschrieben, aber nicht der unzureichenden Flüssigkeitszufuhr. Viele Stressesser trinken dann auch noch sehr große Mengen an Kaffee oder auch meist am Abend zur Entspannung Alkohol. Sowohl große Mengen an Alkohol als auch Kaffee sind genauso ungeeignet wie stark gesüßte Getränke, da auch diese vermehrt Flüssigkeit ausscheiden. Zu starker Alkoholkonsum, wie auch reichlicher Koffeinkonsum führt aber auch noch zu verstärkten Magnesiumverlusten über die Niere. Damit verstärkt sich sehr oft ein Magnesiummangel, da ja Stress zusätzlich Magnesium verbraucht. Als Folge treten typische Mangelerscheinungen wie Muskelzucken, Krämpfe bis hin zu Herzrythmusstörungen auf. Große Mengen an Kaffee behindern aber auch die Eisenaufnahme aus der Nahrung.

> Große Mengen Kaffee, andere koffeinhaltige Drinks und stark zuckerhaltige Getränke sind keine geeigneten Durstlöscher.

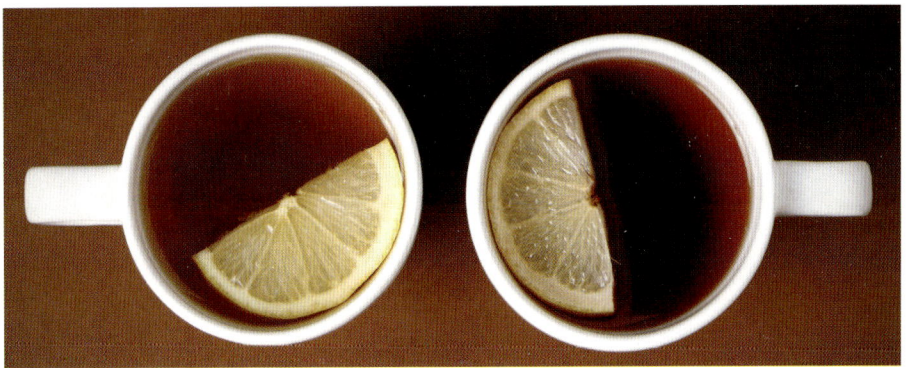

Tee statt Kaffee

Koffeinhaltige Getränke sind bei Stress nicht geeignet. Sie wirken zusätzlich aktivierend und sollten deshalb nur selten konsumiert werden. Eine Ausnahme bilden hier aber offensichtlich sowohl grüner als auch schwarzer Tee. Auch diese enthalten aufputschende Substanzen (Tein), jedoch sind Teetrinker gelassener als Kaffeetrinker. Trinkt man vier Tassen schwarzen Tee pro Tag, reagiert man gleich wie bei entkoffeinierten Getränken. Sogar Blutdruck und Herzfrequenz steigen weniger an als beim Trinken von koffeinhaltigen Getränken. Außerdem steigt die Ausschüttung des Stresshormons Cortisol weniger rasch an und erreicht wieder schneller den Ausgangswert. Grünteetrinker nehmen auch im Gegensatz zu Kaffeetrinkern den vorhandenen Stress weniger wahr und berichten viel öfter, dass sie Stress nicht stresst.

> Beschränken Sie Ihren Koffeinkonsum. Zwei Tassen Kaffee sind aber auch in stressigen Zeiten tolerierbar.

Koffein erhöht üblicherweise den Cortisolspiegel in Ruhephasen, aber ganz besonders während stressiger Perioden. Die Wirkung von Koffein ist aber sehr vom Gewöhnungseffekt und der Menge abhängig. Geringe Dosen von Koffein haben bei regelmäßigen Kaffeetrinkern auch durchaus positive Effekte. Bei einer Menge von bis zu 100 mg pro Tag (= zwei Tassen Espresso) kann es unter anderem auch zu einer Verbesserung der Stimmung kommen. Belegt ist auch das Gefühl von mehr vorhandener Energie und auch die Motivation zu arbeiten steigt, genauso wie die Reduktion von Müdigkeit. Alles auch Effekte, die ganz wesentlich sind, um mit Stress besser umgehen zu können.

ESSEN UND STRESS

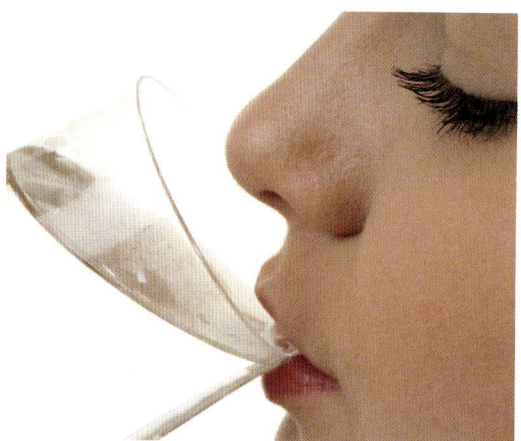

Wasser ist ein gesunder und kalorienarmer Durstlöscher. Damit lassen sich auch viele gesunde Tees zubereiten.

Besonders geeignete Getränke sind Wasser, Mineralwasser (vor allem magnesiumhaltige) und Frucht- und Gemüsesäfte wegen ihres Vitamingehaltes. Karotten-, Rote-Rüben- aber auch Sauerkrautsaft liefern wichtige Antioxidantien. Fruchtsäfte wie Orangen-, Grapefruit-, rote Beerensäfte sollten jedoch mit Wasser verdünnt werden, da jedes Glas fast 100 kcal liefert. Ideal sind auch Teesorten mit einem hohen Anteil an Radikalfängern. Dazu zählen vor allem grüner und weißer Tee. Daneben gibt es aber auch noch eine Reihe von Kräutertees, die entspannend und beruhigend wirken.

Kakao aus Magermilch oder auf Soja- oder Hafermilchbasis hat durchaus beruhigende Wirkung. Außerdem hat Kakaopulver auch noch Magnesium, Kalium und Kupfer. Milch, Kakao oder auch Sojamilch werden aber üblicherweise nicht den Getränken zugeordnet, sondern sind aufgrund ihrer Zusammensetzung Lebensmittel. Sie sind hier nur angeführt, da sie nicht gegessen, sondern getrunken werden.

Optimale Anti-Stress-Getränke

- Wasser
- Mineralwasser, insbesondere magnesiumhaltiges
- Früchte- und Kräutertees, besonders Kamillentee
- Grüner Tee
- Weißer Tee
- Frisch gepresster Orangensaft
- Rote-Rüben-Saft
- Karottensaft
- Molke
- Kakao aus Magermilch

Keine Anti-Stress-Getränke

- Große Mengen Kaffee
- Große Mengen Alkohol
- Große Mengen koffeinhaltige Getränke
- Stark zuckerhaltige Getränke

Kräuter gegen Stress

Die verschiedensten Kräuter können gegen Stress, Unruhe, Nervosität und Erschöpfung helfen. Seit langer Zeit bekannt ist die Wurzel der Ruhe, nämlich **Baldrian**. Die Baldrianwurzel ist Bestandteil vieler Beruhigungstees. Auch **Hopfen** wirkt beruhigend und schlaffördernd. Baldrian und Hopfen sind gute Kombinationen für Tees, die als Einschlafhilfe dienen. **Melisse** wirkt auch gegen Einschlafstörungen und beruhigt. Auch Orangenblüten wirken beruhigend. Gegen Nervosität und Schlaflosigkeit wirkt auch die Passionsblume.

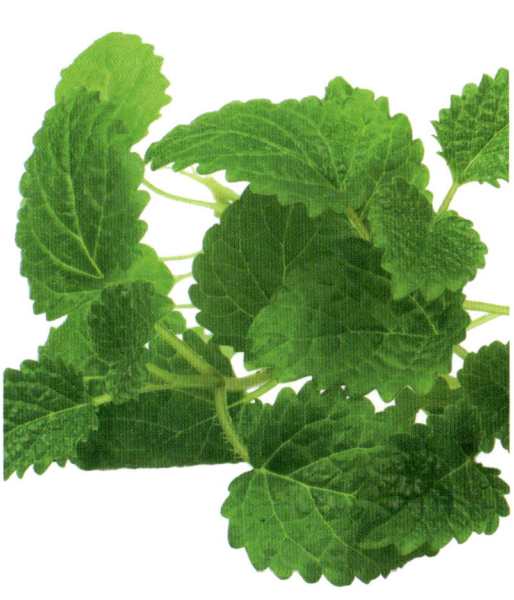

Kamille hilft bei nervösem Magen und eignet sich hervorragend für Stresshungerer, genauso wie Tees aus Käsepappel. Auch Lavendelblüten wirken beruhigend und appetitanregend. Aber auch andere Kräuter- und Früchtetees wie Lemongras, Zitronenverbene und Kräuterteemischungen mit Brombeerblättern helfen mit ihren wohltuenden ätherischen Ölen und köstlichen Aromen, die Seele baumeln zu lassen.

In stressigen Zeiten statt Kaffee spezielle Kräutertees trinken.

GINSENG UND INGWER ALS ANTI-STRESS-PFLANZEN

In der chinesischen Medizin wird Ginseng zur Stressbekämpfung eingesetzt. Offensichtlich handelt es sich dabei um eine Pflanze, die für angespannte Personen entspannend wirkt und andererseits erschöpfte und ausgepowerte Menschen schneller regenerieren lässt und die Erholungsfähigkeit verbessert. Die in der Wurzel enthaltenen Ginsenoide beeinflussen unter anderem den Zellstoffwechsel. Damit steigt die Belastungsfähigkeit sowohl auf körperlicher als auch geistiger Ebene. Empfehlenswert ist unter anderem auch Ingwer, der sich sehr gut in der Küche als Gewürz einsetzen lässt.

Die richtigen Anti-Stress-Mahlzeiten

Gegen Stress und für ausreichend Entspannung, genauso wie für guten Schlaf, eignen sich immer Gerichte aus einer Kombination von komplexen Kohlenhydraten und kleinen Eiweißportionen.

Müsli lässt den Tag entspannter beginnen

Erste Untersuchungen weisen darauf hin, dass ein ballaststoffreiches Frühstück nicht nur glücklicher, sondern auch weniger gestresst und sogar geistig fitter macht. Es verhindert auch Ermüdungserscheinungen und da schon bei einem regelmäßigen Konsum nach einer Woche. Nachweislich ist auch die Aufmerksamkeit bis zum Mittagessen höher. Außerdem isst man nach einem ballaststoff- und kohlenhydratreichen Frühstück dann am Vormittag und auch zu Mittag weniger. Ideal ist deshalb der Start in den Tag mit Müsli oder auch Vollkornbrot. Viele Müsli sind aber stark gezuckert oder mit Honig oder Schokolade gesüßt. Bei fertigen Müslimischungen, aber auch bei Frühstückscerealien, lohnt sich dafür der Blick auf das Etikett.

Regelmäßiges Frühstücken reduziert aber auch nicht nur Stress, vor allem mentalen Distress, sondern vermindert auch Infektionsraten durch einen niedrigeren Cortisolspiegel.

Optimales Anti-Stress-Frühstück	Kein Anti-Stress-Frühstück
Müsli, ungezuckert	Kein Frühstück
Getreidebreie	Mehlspeisen, Kuchen, Torten
Vollkornbrot mit fettarmen Belag (fettarme Käse- oder Wurstsorten, Hüttenkäse, Topfenaufstriche)	Plunder- und Blätterteiggebäck
	Deftiges wie Ham and Eggs
	Eierspeise
Obst	Speck
Fettarme Milchprodukte wie Jogurt, Jogurtdrink, Molkegetränke	Fettreiche Wurstwaren oder Aufstriche
	Fettreiche Käsesorten
Soja-, Reis- oder Hafermilch	Buttersemmel mit Marmelade

Hauptmahlzeiten

Reis- oder andere Getreidesorten kombiniert mit kleinen Mengen an Fisch, fettarmen Fleischportionen, aber auch Käse oder Soja sind hier ideal. Empfehlenswert sind aber auch Nudelgerichte, jedoch ohne üppige Saucen.

Am Abend sollte die Mahlzeit immer kleiner ausfallen. Wer viel isst, schläft schlecht und träumt auch nicht sehr gut. Drei Stunden vor dem Zubettgehen ist der richtige Zeitpunkt für das letzte Essen am Tag.

Beruhigend, so ein alt bewährtes Hausmittel, ist am Abend auch Kakao oder warme Milch mit Honig. Der Grund ist das in der Milch enthaltene Tryptophan. Das wird durch die im Honig enthaltenden Kohlenhydrate rasch ins Gehirn transportiert und schnell und wirksam werden die richtigen Botenstoffe aufgebaut. Die ausgleichende, schlaffördernde Wirkung kommt rasch.

Beispiele für Anti-Stress-Gerichte

Gedünsteter Fisch mit Reis und Gemüse
Wokgemüse mit Basmatireis
Getreidelaibchen mit Petersilienkartoffeln
Gemüseplatte
Salat mit gegrillten Hühnerbruststreifen
Risotto
Hirserisotto
Gemüsegulasch
Linsen mit Vollkornsemmelknödel
Spinat mit Spiegelei und Kartoffeln
Gemüsesuppen ohne Obers
Linsen-, Gemüsecurry
Kleine Pizza mit Gemüse
Vollkornspaghetti mit Gemüsesugo
Kleines Steak mit Gemüse und Salat
Hühnerschnitzel mit Salat
Topfen-Vollkornpalatschinken

Keine Anti-Stress-Gerichte

Alle frittierten Speisen (ua. Pommes frites, Langos)
Alle panierten Speisen (Wiener Schnitzel, panierte Champignons, panierter Fisch,..)
Alle besonders fettreichen Speisen
Große Fleischportionen
Gemüsegerichte mit Oberssauce
Sehr süße Gerichte wie Palatschinken mit Marmelade- oder Schokoladefüllung, Kaiserschmarren, Scheiterhaufen
Cremesuppen
Pizza mit Salami
Spaghetti Carbonara
Spareribs
T-Bone-Steak mit Bratkartoffeln oder Pommes frites
Backhuhn

Zwischenmahlzeiten

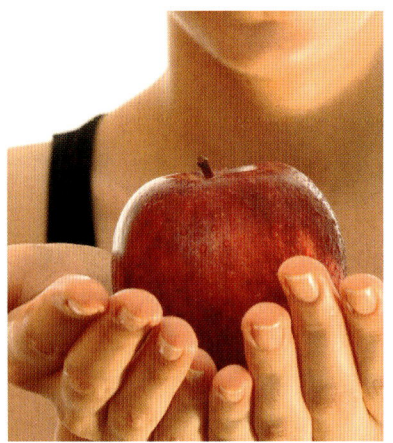

Stress lässt Stressesser ja viel zu oft zum Essen greifen. Lange Mahlzeitenpausen verstärken diesen Effekt. Zwischenmahlzeiten sind aber nur dann sinnvoll, wenn tatsächlich längere Pausen zwischen den Mahlzeiten sind. Wer üblicherweise um 7 Uhr frühstückt und erst ab 13 Uhr Mittagessen kann, sollte vormittags einen kleinen Snack einbauen. Dies verhindert ein Leistungstief am Vormittag. Ideal sind Obst und/oder kombiniert mit fettarmen Milchprodukten oder auch Sojaprodukten. Aber auch ungesüßte Müsliriegel oder einfach nur ein Stück Vollkorngebäck sind genauso wirksam gegen Stress wie im Herbst und Winter eine Portion Maroni.

Anti-Stress-Snacks

Obst, insbesondere Bananen, Beerenfrüchte, Mango, Papaya

Trockenfrüchte (Dattel, Feige, Marille)

Fettarmes Jogurt mit Apfel, Banane, Orange, Kiwi,...

Erdbeer-, Heidelbeer- oder Himbeer-Milchshake

Buttermilch mit Banane

Buttermilch mit etwas Orangensaft

Vollkornbrot mit Topfenaufstrich

Vollkornbrot mit fettarmen Käse- oder Schinken

Maroni

Vollkornkuchen mit Nüssen und Gemüse
(Karotten-, Zucchinikuchen)

Müsliriegel (nicht oder nur leicht gesüßt)

Keine Anti-Stress-Snacks

Leberkäsesemmeln

Mehlspeisen, Torten

Große Mengen Schokolade oder Kekse

Pizzaschnitten

Langos

Pommes frites

Eis

Stressfood: Essen für mehr Gelassenheit

Es gibt eine Reihe von Lebensmitteln, die bei Stress sehr wichtig sind. Einerseits versorgen diese Lebensmittel den Körper mit den geeigneten Stoffen, die er vor, während und auch nach einer Stressreaktion braucht, andererseits enthalten sie auch Inhaltsstoffe, die besonders „gelassen" machen.

Eine Untersuchung hat gezeigt, dass eine Ernährungsumstellung am Arbeitsplatz von Sandwiches, Pommes frites, Süßigkeiten und Kaffee auf Obst, Salat, Nüsse, Jogurt und Wasser bereits nach kurzer Zeit zu mehr Wohlbefinden und Ausgeglichenheit führt. Sogar das Arbeitsklima war entspannter und Termine konnten besser eingehalten werden. Die Mitarbeiter glaubten auch über mehr Energie zu verfügen. Alles gute Gründe um sein Essverhalten zu ändern!

Jede Nahrungsmittelgruppe hat bedeutende Lebensmittel gegen Stress. Dennoch gibt es einige, die durch ihre einzelnen Inhaltsstoffe oder auch die Kombination von verschiedenen Schutzstoffen besonders bedeutsam sind und als klassisches Stressfood bzw. Anti-Stressfood bezeichnet werden können.

WICHTIGES ANTI-STRESSFOOD IST

- Hafer, Haferflocken
- Müsli: Getreide mit fettarmen Milchprodukten und Obst
- Dinkel
- Weizenkeime
- Kürbiskerne
- Walnüsse, Mandeln, Pistazien und Paranüsse
- Datteln, Feigen
- Bananen, Marillen
- Heidel-, Holunder- und Brombeeren
- Spinat, Mangold
- Rote Rüben
- Roter und gelber Paprika
- Fisch: Lachs, Tunfisch, Saibling
- Linsen, Bohnen, Erbsen, Kichererbsen, Soja
- Zitronenmelisse
- Ingwer
- Grüner und weißer Tee
- Kakao

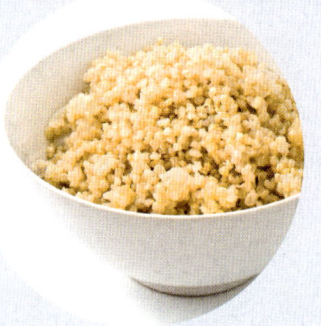

Hafer macht gelassen

Hafer ist ein klassisches gehirn- und nervenstärkendes Getreide. Er hat reichlich B-Vitamine, Magnesium und Cholin, aber auch eine Reihe von essentiellen Aminosäuren. So z.B. Tyrosin, das als Fitmacher für Körper und Geist angesehen wird, da es unter anderem die Vorstufe von Dopamin ist. Hafer beeinflusst die geistig-nervliche und körperliche Leistungsfähigkeit günstig und lässt entspannter auf Stressreize reagieren. Haferflocken sollten deshalb täglich auf den Speiseplan. Sie können die Basis für das Müsli sein oder auch für die Zubereitung von vielen Gerichten verwendet werden. Mitgekocht in Suppen und Soßen sorgen sie dort für eine gute Bindung und sämige Konsistenz. Bei Fleischlaibchen können sie unter das Faschierte gemischt werden. Haferflocken können auch für Kuchen, Brot und Brötchen verwendet werden. Haferporridge zum Frühstück wappnet für einen stressigen Tag, am Abend gegessen sorgt diese Mahlzeit auch für einen entspannten Tagesausklang.

Dinkel enthält, wie auch andere Vollkorngetreidearten, sehr viele schützende Vitamine, Mineralstoffe und Spurenelemente. Das im Keimling enthaltene Fett kräftigt die Myelinscheiden der Nerven, damit bleibt das Nervenkostüm stabil. Dinkelgrieß ist ideal für die Zubereitung von Grießpudding. Eine Dinkelportion gibt es aber auch, wenn man Teigwaren und Brot aus Dinkel einkauft.

Müsli liefert, wie alle Getreideprodukte auf Vollkornbasis, die richtigen Kohlenhydrate und noch reichlich Ballaststoffe, die satt machen. In Kombination mit fettarmen Milchprodukten und Obst ist es ein optimaler Starter. Der Körper bekommt die richtige Energie, etwas Eiweiß für Wachheit und Aufmerksamkeit und durch das Obst noch eine Extraportion Schutzstoffe. Müsli ist aber nicht gleich Müsli. Sehr häufig haben sie einen zu hohen Zuckergehalt und nur wenige Ballaststoffe. Verschiedene Getreideflocken kombiniert mit etwas Trockenfrüchten und Nüssen oder Kürbiskernen kann man individuell in größeren Mengen selbst zusammenstellen und portionsweise jederzeit genießen.

Weizenkeime sind hervorragende Vitamin-E-Lieferanten und Kürbiskerne eine gute Magnesiumquelle.

Datteln, Feigen und Bananen enthalten Kohlenhydrate und etwas Eiweiß in einer sehr vorteilhaften Zusammensetzung, insbesondere für die Stimmung und das Wohlbefinden. Zusätzlich liefern sie noch reichlich Mineralstoffe wie beispielsweise Kalium.

In **Heidel-, Holunder- und Brombeeren** ist der violette Farbstoff ganz besonders wirksam gegen oxidativen Stress, genauso wie Rote Rüben, Marillen und Paprika. Und auch grüner und weißer Tee enthalten große Mengen an Antioxidantien.

Spinat und **Mangold** enthalten Eisen und Magnesium.

Lachs, Tunfisch, Hering und **Saibling** liefern die richtigen Fettsäuren.

Hülsenfrüchte enthalten neben Eiweiß, komplexen Kohlenhydraten auch reichlich Vitamine, vor allem der B-Gruppe wie Vitamin B_1, B_2 und Folsäure. Neben Linsen und Bohnen sind Kichererbsen und Soja- und Sojaprodukte ideal.

Schokolade, das Stressfood?

Schokolade und andere kohlenhydratreiche Snacks (jedoch nicht Obst und Gemüse) helfen mit, dass man die Stimmung verbessern kann. Schokolade, oder besser gesagt, der enthaltene Zucker erhöht den Insulinspiegel und das wiederum führt dazu, dass mehr Eiweißbausteine für den Aufbau des Botenstoffes Serotonin ins Gehirn gelangen. Damit steigt die Laune und diese verringert Stress beziehungsweise Stressauslöser werden nicht so massiv bzw. stark empfunden. Außerdem enthält Schokolade auch noch Phenylethylamin, eine Substanz, die wie die körpereigenen Muntermacher Dopamin und Adrenalin aufgebaut ist. Sie steigern die Pulsfrequenz, erhöhen den Blutdruck und den Blutzuckerspiegel, machen also wach und bereiten uns auf Aktivität vor. Zur Stimmungsverbesserung braucht man aber nur eine halbe Rippe Schokolade und etwa 10 Minuten Geduld. Isst man beispielsweise statt Schokolade einen Apfel, ist zwar der Hunger genauso gestillt wie nach dem Konsum von Süßem, jedoch wird die Stimmung weniger positiv beeinflusst. Man fühlt sich aber nach dem Apfel noch immer besser als wenn man überhaupt nichts isst.

> Schokolade & Co sind keine optimalen Stresskiller, aber kleine Portionen beeinflussen die Stimmung positiv.

Außerdem haben viele schon seit Kindheit gelernt, dass Schokolade beruhigt, belohnt, tröstet. Generationen von Kindern wurden und werden mit diesem beliebten Lebensmittel für besondere Leistungen oder einfach nur für das „Brav-Sein" belohnt. Bei kleinen Wehwehchen ist es ein besonderes Trostpflaster, das dann auch noch im Erwachsenenalter eingesetzt wird. Schokolade und andere Süßigkeiten sollten aber niemals als Seelentröster verwendet werden. Ihr Konsum sollte auch nicht verboten werden, da damit der richtige Umgang (= kleine Portionen genießen) nicht gelernt werden kann.

Schokoladekonsum ist sowieso sehr häufig mit Schuldgefühlen verbunden. Schokolade gehört für viele Menschen zu den „verbotenen Lebensmitteln", vor allem wenn sie auf ihr Gewicht schauen oder gerade eine Diät machen. Nach ihrem Konsum fühlen sie sich schuldig, eine Situation, die wiederum Stress auslösen kann.

Spezielle Tipps für verschiedene Situationen

Stress am Vormittag

Was Sie tun können, wenn bei Ihnen vor allem der Vormittag die stressreichste Zeit ist:

Was tun?	**Meine Ernährung**
Achten Sie immer wieder auf Ihre Atmung. Nehmen Sie sich jede Stunde 2-3 Minuten für eine einfache Atemübung, wie im Text beschrieben.	Essen Sie ganz in Ruhe ohne Nebentätigkeiten eine Banane.
Ein Symbol kann Sie daran erinnern: ein Foto Ihrer Familie am Schreibtisch, ein besonderer Stein, ein „Talisman" in Ihrer Tasche...	Trinken Sie über den Vormittag verteilt mindestens 1 Liter Kräutertee Ihrer Wahl. Stellen Sie diesen griffbereit.
Wenn Sie am PC arbeiten: lesen und beantworten Sie E-Mails nicht laufend sondern zu bestimmten Zeiten.	Schränken Sie Ihren Kaffeekonsum auf eine Tasse pro Vormittag ein.
Machen Sie sich am Beginn des Arbeitstages einen Plan für die zu erledigenden Dinge und ordnen Sie Prioritäten zu.	Organisieren Sie sich am Beginn des Tages Ihre Zwischenmahlzeiten. Kaufen Sie bzw. lassen Sie Obst, Trockenfrüchte, fettarme Milchprodukte uvw. einkaufen.

Dauerstress

Der Stress geht den ganzen Tag, keine Zeit für Ruhepausen, dauernde Anforderungen...

Was tun?	Meine Ernährung
Welche Rückzugsmöglichkeiten haben Sie zwischendurch? Z.B. Innenhof, Straße, oder sogar ein WC.	Nehmen Sie sich Zeit für das Essen. Essen Sie auf keinen Fall nebenbei. Diesen Zeitverlust gewinnen Sie durch erhöhte Leistungsfähigkeit. Planen Sie Ihre Essenszeiten fix ein.
Sorgen Sie zwischendurch für Bewegung in Ihrem Stress – schütteln Sie sich aus, gehen Sie ein paar Minuten hinaus. Wenn Sie Angst haben, es könnte „komisch" aussehen – an welchem Ort könnten Sie das machen? Oder vielleicht sind Sie sogar ein Vorbild für Ihre Kollegen.	Essen Sie ganz bewusst langsam, kauen Sie Ihre Speisen und Lebensmittel ausreichend. Versuchen Sie vor dem Essen einige Schritte zu gehen.
Achten Sie immer wieder auf Ihre Atmung. Nehmen Sie sich jede Stunde 2-3 Minuten für eine einfache Atemübung, wie im Text beschrieben.	Essen Sie vorwiegend Getreideprodukte, Obst und Gemüse. Meiden Sie besonders üppige und schwer verdauliche Speisen.
Setzen Sie Ihre Termine nicht zu eng! Sie brauchen Pufferzonen dazwischen, denn erfahrungsgemäß ist immer auch noch etwas anderes zu erledigen und dann kommen Sie in noch mehr Stress.	Lassen Sie keine für Sie typischen stressfördernden Lebensmittel (z.B. Süßes) in Sichtweite herumstehen.
Handy und E-Mail müssen nicht dauernd in Bereitschaft sein. Teilen Sie sich ein, wann Sie Anrufe und E-Mails beantworten.	Haben Sie Trockenfrüchte, ungezuckerte Müsliriegel oder ein Stück Vollkorngebäck griffbereit.

Belastende Situationen (Prüfung, Bewerbungsgespräch etc.)

Was tun?	Meine Ernährung
Üben Sie das richtige Atmen in entspannten Situationen – dann können Sie es auch in stressigen Situationen abrufen.	Essen Sie leicht, viele komplexe Kohlenhydrate und kleine Eiweißportion.
Bereiten Sie sich ausreichend auf die Situation vor: Was erwartet Ihr Gegenüber? Was wollen Sie erreichen? Am besten schreiben Sie sich diese Aspekte sogar auf, dabei haben Sie die Möglichkeit sich zu strukturieren und zu reflektieren.	Ist die Belastung am Vormittag, eignet sich die Kombination von Getreide- und Milchprodukten wie beispielsweise Müsli oder Vollkornbrot mit Käse oder fettarmen Schinken oder Topfenaufstrich.
Welche Stärken haben Sie? Schreiben Sie diese auf Kärtchen und legen Sie sie vor sich auf, z.B. am Boden. Nehmen Sie diese inneren Stärken bewusst in die Situation mit.	Ist die Belastung erst am Nachmittag, essen Sie zu Mittag Fisch oder Geflügel mit Gemüse oder Salat.
Welcher Gegenstand, welches Symbol kann Sie an Ihre Stärken erinnern? Nehmen Sie es mit sich mit, z.B. in der Tasche zum Angreifen.	Meiden Sie schnell verfügbare Kohlenhydrate (Süßes, Traubenzucker), die zwar rasch Energie liefern, aber auch wieder rasch müde machen.

Schulstress

Gerade unsere Kinder stehen immer wieder unter (zu) viel Stress...

Was tun?	Meine Ernährung
Welche Bewegungsmöglichkeiten hat Ihr Kind in der Pause, vor allem in der Mittagspause, wenn es Nachmittagsunterricht hat?	Stresshungerer sollten auf alle Fälle etwas trinken wie beispielsweise Milch, Kakao, Jogurtgetränke mit Getreideflocken.
An wie vielen Tagen hat ihr Kind zusätzliche Verpflichtungen wie z.B. Wahlfächer? Schüler kommen oft auf mehr Wochenstunden als Erwachsene!	Mindestens ein Vollkornprodukt pro Tag sollte auf dem Speiseplan stehen. Diese liefern kontinuierlich Energie und haben besonders viele B-Vitamine für starke Nerven. Haferflocken machen noch zusätzlich gelassen.
Wenn Sie sehen, dass Ihr Kind Stress hat und es kaum Zeit zur Entspannung gibt, überprüfen Sie gemeinsam mit Ihrem Kind, ob alle Verpflichtungen wirklich nötig sind. Oder besteht vielleicht eine belastende soziale Situation in der Schule?	Meiden Sie üppige, schwere Speisen. Sie erschweren die Gedächtnisleistung. Wahre Powermahlzeiten für lange Konzentration und volle Leistungsfähigkeit sind Getreide- und Gemüseaufläufe und alle Nudelgerichte, jedoch ohne fettreiche Soßen. Achten Sie auch, dass das Kind ausreichend und das richtige trinkt (Wasser, Mineralwasser, verdünnte Fruchtsäfte oder Tees).
Kinder reagieren bei Stress oft mit körperlichen Symptomen – Kopfschmerzen, Bauchschmerzen, Verdauungsstörungen, Schlafstörungen usw. – solche Beschwerden sollten Anlass sein, nach Belastungsfaktoren zu suchen.	Die richtige Jause fördert das Durchhaltevermögen am Vormittag. Ein vitaminreicher Snack bestehend aus einem Stück Obst und einem Milchprodukt ist jetzt angesagt.

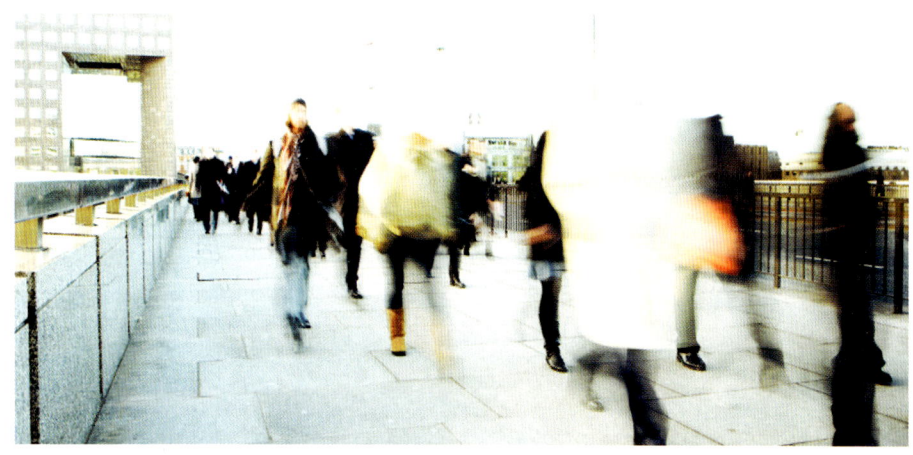

Beispiele für optimale Ernährung an stressigen Tagen

Frühstück: Müsli aus Haferflocken, Obst und fettarmen Milchprodukten bzw. Sojaprodukt
Vormittag: Banane
Mittag: Lachsfilet mit Gemüse
Nachmittag: 2 Feigen und 2 Datteln, 1 Naturjogurt
Abends: Gemüsewok mit Basmatireis

Frühstück: Vollkornbrot mit fettarmen Käse
Vormittag: Buttermilch mit Banane
Mittag: Gemüsesuppe natur, Hühnerschnitzel mit Salat
Nachmittag: ungezuckerter Müsliriegel, Obst
Abends: Gemüsegulasch

Frühstück: Haferporridge
Vormittag: Obst
Mittag: Gemüseplatte
Nachmittag: Jogurt mit Obst
Abends: Gegrillter Fisch mit Gemüse

REZEPTE

Mehr Gelassenheit durch richtige Ernährung: Mit diesen einfachen, schmackhaften Rezepten und der Wahl der richtigen Lebensmittel beugen Sie Stress und Burnout effizient vor.

Brokkolicremesuppe mit Räucherlachs

4 Portionen

500 g Brokkoli
1 Stk. Kartoffel, mehligkochend
750 ml Gemüsebrühe
Salz, Pfeffer

200 g Räucherlachs
20 ml Magermilch

Für die Suppe Brokkoli in Röschen zerteilen, Strunk grob schneiden. Kartoffel schälen, würfelig schneiden. Gemüsebrühe aufkochen, Brokkoli- und Kartoffelstücke zugeben und auf kleiner Flamme zugedeckt ca. 10 Minuten weich dünsten. Mit einem Mixstab oder im Standmixer fein pürieren, mit Salz und Pfeffer abschmecken.
Magermilch mit einem Milchschäumer aufschäumen und gemeinsam mit dem Räucherlachs die Suppe garnieren.

Nährwert pro Portion:

kcal:	100
Eiweiß:	12,8 g
Fett:	3,5 g
Kohlenhydrate:	4,1 g

Rote Linsensuppe

4 Portionen

200 g rote Linsen
300 ml Wasser
200 ml Kokosmilch
1/2 kg geschälte gewürfelte Tomaten
2 große Karotten, grob gerieben
2 EL Ingwer klein gehackt
1/2 klein gehackte Chilischote
Salz, Pfeffer
Saft einer Limette (oder Zitrone)

Linsen abschwemmen und in Wasser und Kokosmilch weich kochen (die Linsen verbrauchen ziemlich viel Wasser, die Konsistenz soll wie eine dicke Suppe sein, daher ggf. Wasser nachgeben). Tomaten, Karotten, Ingwer, Chilischote, Salz und Pfeffer währenddessen schon hinzufügen und gemeinsam weiterkochen, bis alles weich ist. Am Schluss Limettensaft hinzufügen und mit Salz abschmecken.

Als Beilage eignen sich
z.B. geröstete Vollkorncroutons.

Nährwert pro Portion:

kcal:	190
Eiweiß:	12,9 g
Fett:	1,2 g
Kohlenhydrate:	30,3 g

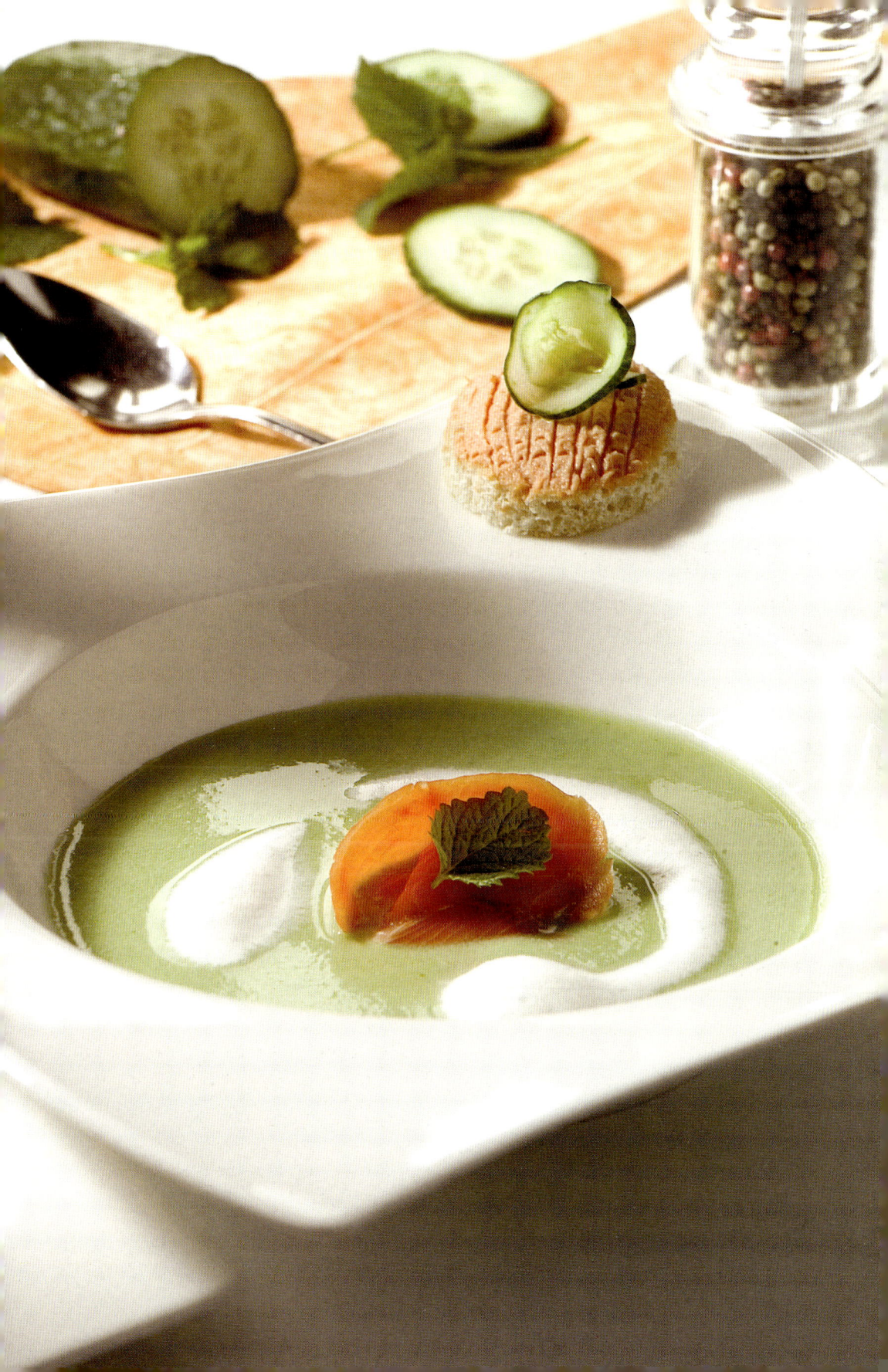

Pumpernickel-Brötchen mit Kräuteraufstrich

4 Stückchen

60 g Magertopfen (Quark)
4 EL Mineralwasser
2 EL gehackte Küchenkräuter
(Schnittlauch, Petersilie, Kerbel)
1 TL gehackte Frühlingszwiebel
Salz, Pfeffer, Paprika

3 Scheiben Pumpernickel (à 40 g)

4 Weintrauben

Magertopfen mit Mineralwasser glatt rühren, Kräuter und Frühlingszwiebel unterrühren, würzen. Pumpernickelscheiben mit dem Kräuteraufstrich bestreichen, zusammensetzen und in 4 gleich große Stücke schneiden. Jedes Brötchen mit einer Weintraube garnieren.

Nährwert pro Portion:

kcal:	70
Eiweiß:	4 g
Fett:	0 g
Kohlenhydrate:	13 g

Grahamweckerl mit Gemüse-Huhnfüllung

1 Stück

30 g fettarmer Frischkäse
1/2 TL Senf
1 kleine Tomate
1 Grahamweckerl (Vollkornbrötchen)
30 g geräucherte Hühnerbrust
20 g Ruccola
1/2 kleine Karotte, grob geraspelt

Frischkäse und Senf gut verrühren. Tomate in Scheiben schneiden. Grahamweckerl aufschneiden und beide Schnittflächen mit dem Frischkäse-Senf-Aufstrich bestreichen. Unterseite mit Hühnerbrust belegen. Ruccola darauf verteilen und Karottenraspel darauf verteilen und zweite Weckerlhälfte aufsetzen.

Nährwert pro Portion:

kcal:	230
Eiweiß:	17,9 g
Fett:	2,2 g
Kohlenhydrate:	33,6 g

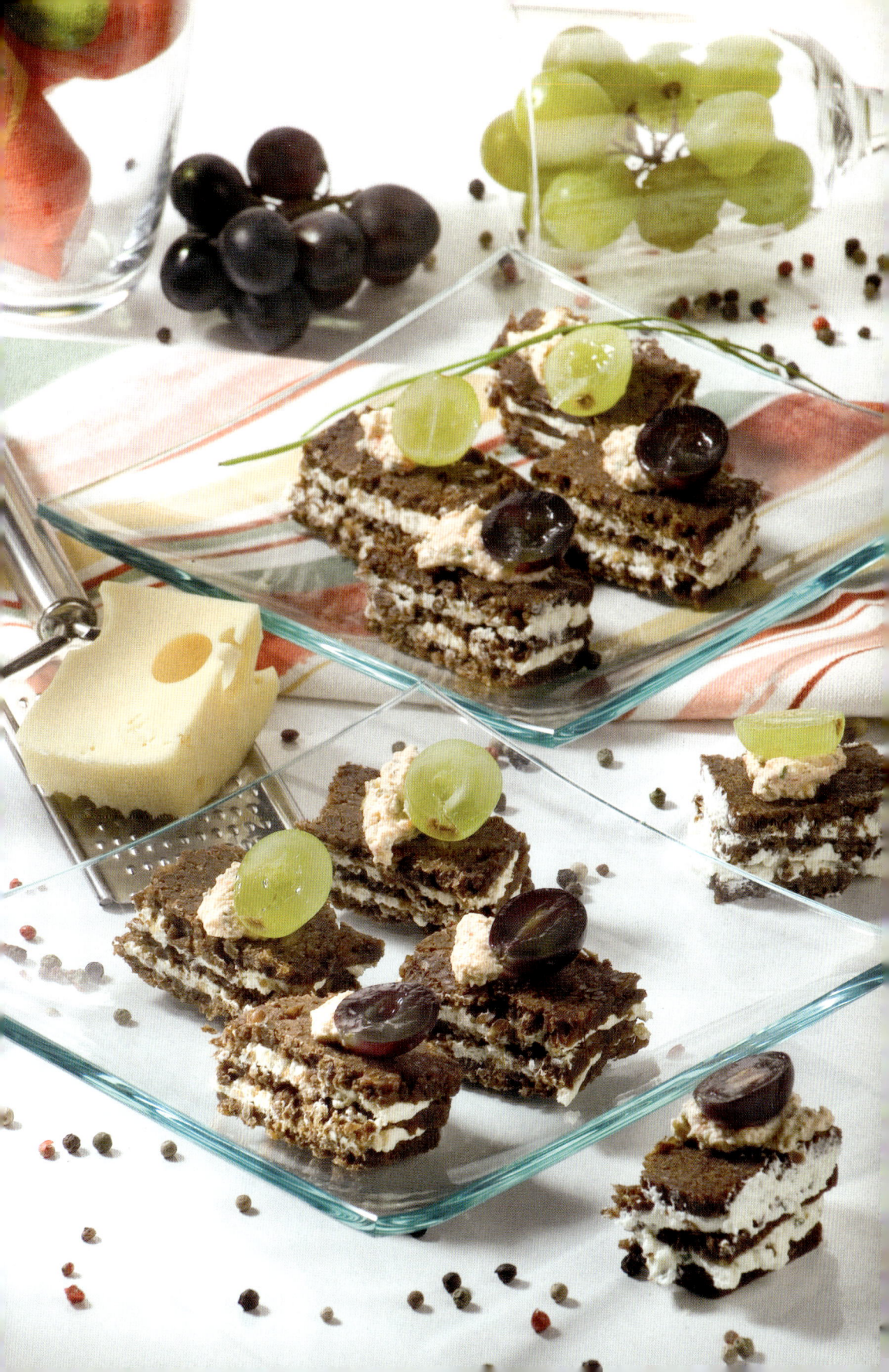

Hirse-Laibchen mit Zucchinipüree

4 Portionen

150 g Hirse
350 ml Wasser
Salz
1 kleine Zwiebel, 1 Bund Petersilie
1 EL gehackte Kürbiskerne
1 Ei
Salz, Pfeffer, Muskat
Öl zum Herausbraten

500 g Zucchini
100 ml Magermilch
Salz, Cayennepfeffer, Kren (Meerrettich)

Für die Laibchen: Hirse und Wasser aufkochen lassen, salzen und bei schwacher Hitze ca. 15 Minuten leicht köcheln lassen. Anschließend kurz überkühlen. Zwiebel und Petersilie fein hacken und gemeinsam mit den Kürbiskernen und dem Ei unter die Hirse mischen, würzen. Aus der Masse 8 Laibchen formen und diese im heißen Öl beidseitig ca. 3 Minuten anbraten.

Für das Püree: Zucchini in Würfel schneiden. Mit etwas Wasser weich dünsten lassen, würzen. Zum Schluss Magermilch beimengen und mit einem Mixstab fein pürieren und gemeinsam mit den Laibchen servieren.

Nährwert pro Portion:	
kcal:	220
Eiweiß:	9,2 g
Fett:	7,2 g
Kohlenhydrate:	28,8 g

Fenchel mit Haferfüllung

4 Portionen

4 Stück Fenchelknollen, Salz
125 g Hafer, grob geschrotet
1 Stück Zwiebel, 1 EL Öl
1/4 l Gemüsesuppe
100 g Pilze (Champignons)
Zitronensaft
Salz, Pfeffer, Muskat, Petersilie, Kerbel
2 Eier
100 g geriebener Bierkäse
20 g Semmelbrösel (Paniermehl)

Fenchel putzen, waschen, halbieren und in Salzwasser bissfest kochen, abseihen und abtropfen lassen. Gehackte Zwiebel und Haferschrot in Öl kurz andünsten, mit der Gemüsesuppe aufgießen, kurz aufkochen lassen und ca. 30 Minuten quellen lassen. Pilze putzen, klein schneiden und mit Zitronensaft beträufeln. Ca. 5 Minuten vor Ende der Quellzeit unter die Grünkernmasse mischen und mit den Gewürzen abschmecken. Etwas abkühlen lassen und Kräuter, zwei Drittel des geriebenen Käses und Eier unter die Masse heben und mit den Semmelbröseln binden. Fenchelhälften in eine beschichtete Auflaufform geben und Hafermasse darauf füllen. Mit dem restlichen Käse bestreuen. Im Backofen bei 190° C (Heißluft 170° C) ca. 15 bis 20 Minuten überbacken.

Nährwert pro Portion:	
kcal:	300
Eiweiß:	19,9 g
Fett:	10,8 g
Kohlenhydrate:	28,5 g

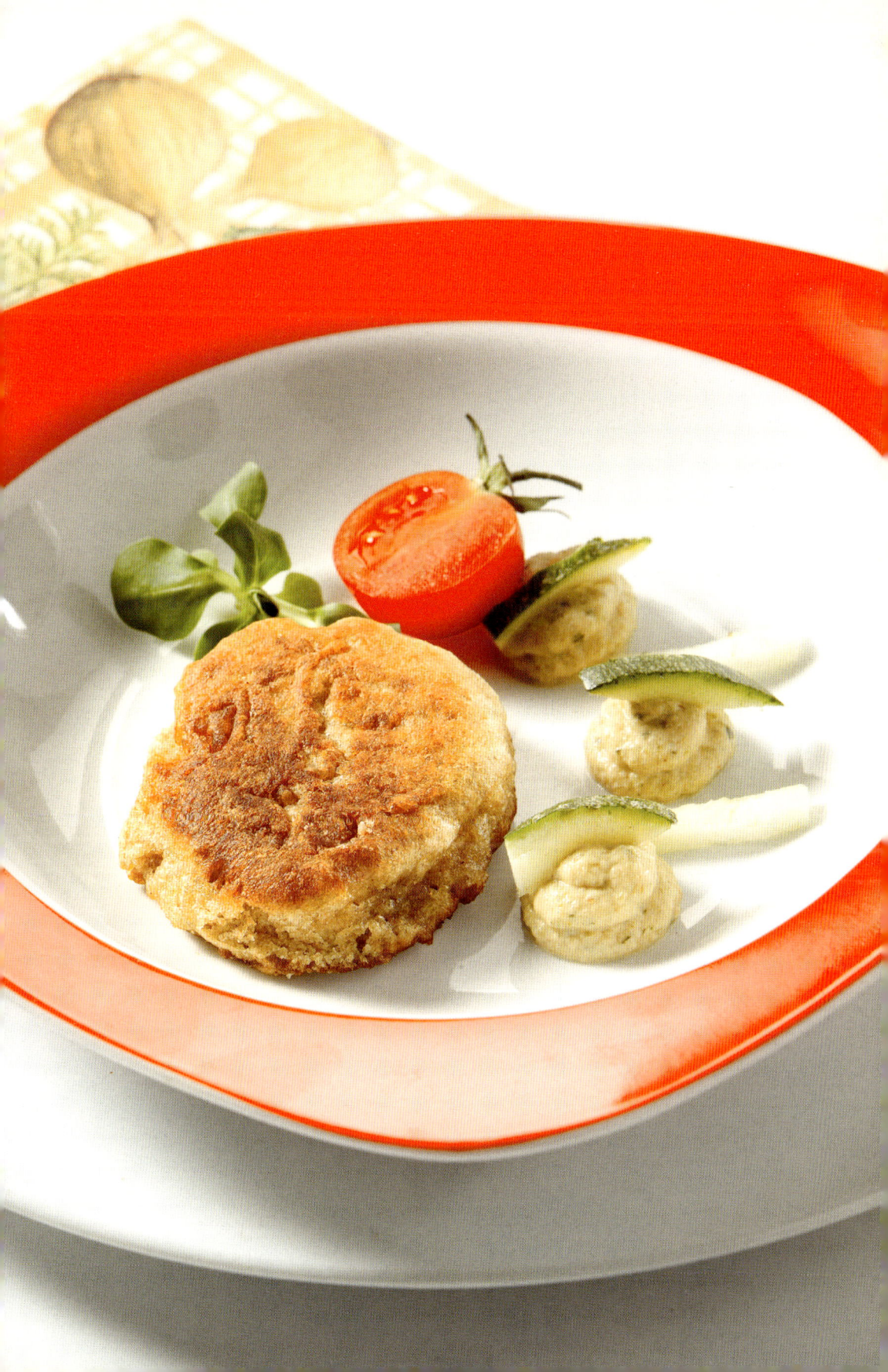

Lachs im Gemüsebett mit Kokos-Ingwer-Sauce

4 Portionen

2 Kohlrüben, 1/4 l Gemüsesuppe
Kümmel, 1000 g Blattspinat, Salz, Knoblauch

4 Lachsfilets à 150 g, Salz, Tomaten

200 ml Kokoscreme
200 ml fettarmes Naturjogurt
2 TL Ingwer geraspelt
2 Stängel Zitronengras
Koriander gehackt, Salz, Pfeffer,
eine Msp. Chilipulver, Limettensaft

Kohlrüben schälen, fein schneiden und im Gemüsefond mit dem Kümmel bissfest dünsten. Blattspinat waschen und in etwas Wasser kurz kochen, mit Salz und Knoblauch würzen.
Lachsfilets salzen und in einer beschichteten Pfanne auf beiden Seiten kurz anbraten und im vorgeheizten Backrohr bei 130° C noch 5 Minuten gar ziehen lassen.
Kohlrüben aus dem Gemüsesud nehmen und gemeinsam mit dem Spinat auf einem Teller anrichten. Tomaten würfelig schneiden und kurz im Kohlrabisud ziehen lassen.
Lachsfilet auf das Gemüse setzen und mit den Tomatenwürfeln dekorieren. Für die Soße alle Zutaten vermengen und zum Lachsfilet servieren.

Nährwert pro Portion:

kcal:	370
Eiweiß:	25,5 g
Fett:	24,4 g
Kohlenhydrate:	9,5 g

Grünkohlauflauf

4 Portionen

400 g Grünkohl
Pelersilie, Majoran
1 Stk. Zwiebel
1 EL Öl
150 g faschierte Kalbsschulter
30 g Vollkornhaferflocken
Salz, Pfeffer
100 g Magerjogurt
1 Ei
50 g geriebenen Schnittkäse

Grünkohl in Stücke schneiden und in wenig Wasser kernig kochen. Abseihen und abtropfen, mit Salz und Pfeffer würzen. Die Hälfte des Kohls in eine beschichtete Auflaufform legen. Gehackte Zwiebeln mit der faschierten Kalbsschulter im heißen Öl anbraten lassen, leicht überkühlen, würzen und mit den Haferflocken vermischen. Diese Masse auf das Gemüse verteilen und mit dem restlichen Kohl abdecken. Ei, Jogurt und Käse vermischen und über den Auflauf gießen. Im Rohr bei 180° C 45 Minuten backen.

Nährwert pro Portion:

kcal:	195
Eiweiß:	15,7 g
Fett:	9,4 g
Kohlenhydrate:	10,6 g

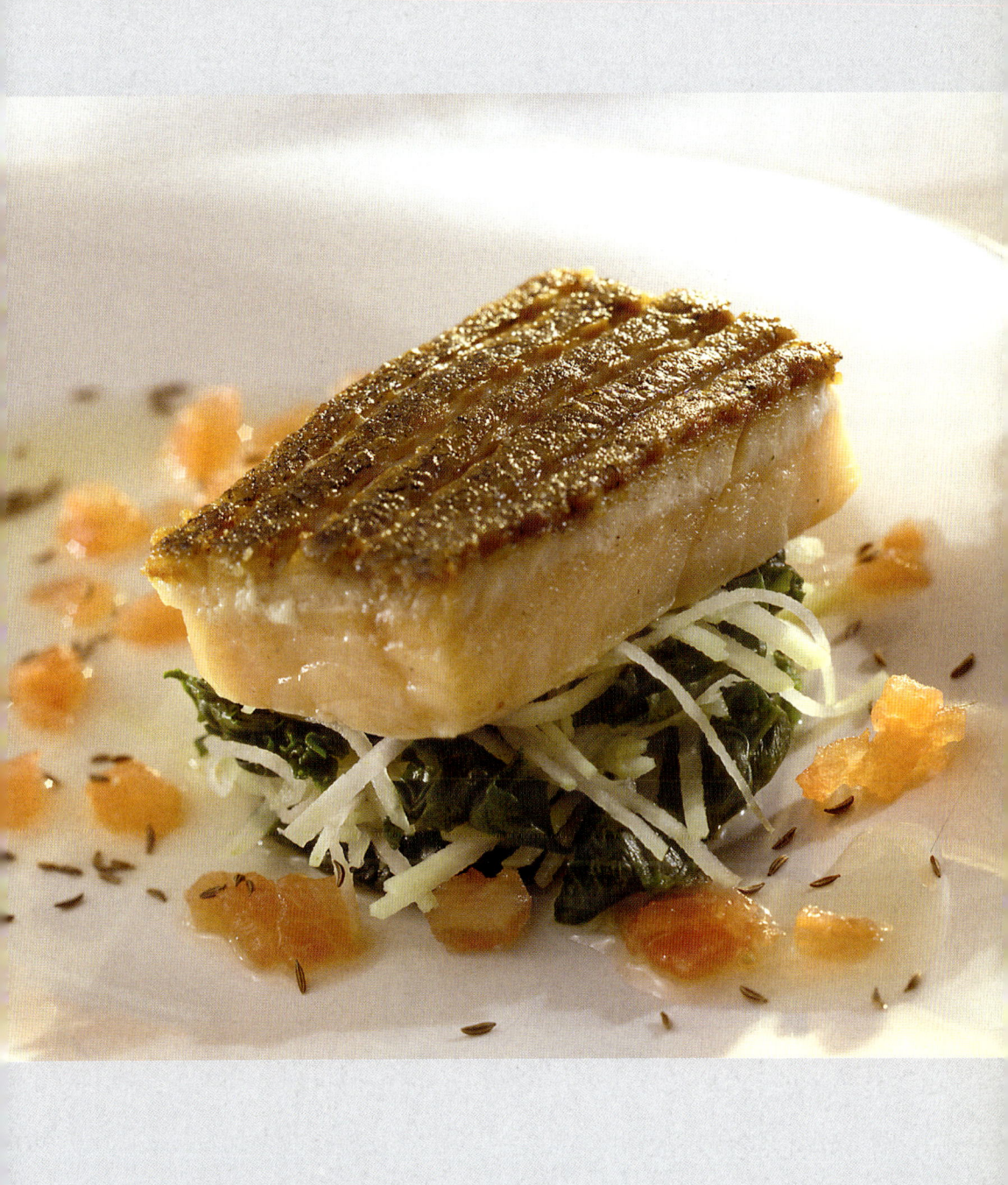

Tunfisch mit Apfel

4 Portionen

2 Dosen Tunfisch in eigenem Saft
4 mittelgroße säuerliche Äpfel
1 mittelgroße Zwiebel
1 Radieschen
50 g Gemüsemais
150 g Sardellen
1 Zitrone
Minze getrocknet
Meersalz
1 EL Olivenöl
Salz zum Abschmecken

Fein gehackte Zwiebel in etwas Olivenöl und dem Öl der Sardellen glasig anschwitzen. Minze, sehr fein gehackte Schale der Zitrone und klein gehackte Sardellen hinzufügen und einige Minuten weiterschwitzen. Tunfisch inkl. Flüssigkeit hinzufügen, einige Minuten weiterdünsten. Zitronensaft und in kleinere Stücke geschnittene Äpfel, in Scheiben geschnittene Radieschen und den Mais dazugeben und etwas dünsten und mit Salz abschmecken (Äpfel sollen noch etwas Biss haben).

Tipp: Sardellen sind sehr salzig, daher vorsichtig salzen.

Als Beilage eignet sich z.B. Vollkornreis.

Nährwert pro Portion:
kcal:	295
Eiweiß:	21,1 g
Fett:	15,9 g
Kohlenhydrate:	16,4 g

Tofu-Spinat-Nocken mit Tomatenragout

4 Portionen

250 g Tofu
200 g tiefgekühlter Blattspinat, aufgetaut
1 Knoblauchzehe, 50 g Topfen, 2 Eier
100 g Weizengrieß
Salz, Muskatnuss gerieben
50 g schnittfester Hartkäse

800 g Tomaten, 80 g Zwiebel
1 TL Rapsöl
Basilikum, Salz, Pfeffer

Tofu mit der Gabel fein zerdrücken. Knoblauch und aufgetauten Spinat hacken. Topfen schaumig rühren, nach und nach die versprudelten Eier dazugeben. Tofu, Grieß, Spinat und Knoblauch beifügen, gut vermischen und die Masse würzen.
Mit zwei Löffel Nocken formen und diese in eine Gratinierschüssel auf das Tomatenragout legen. Mit Käse bestreuen und im Rohr bei 180° C 20 Minuten garen.

Ragout: Tomaten blanchieren, kurz in kaltes Wasser legen, die Haut abziehen und entkernen, in Würfel schneiden. Gehackte Zwiebel in Öl anlaufen lassen, die Tomatenwürfel dazugeben und einige Minuten dünsten lassen. Basilikum klein hacken, zum Ragout geben und mit Salz und Pfeffer würzen.

Nährwert pro Portion:
kcal:	305
Eiweiß:	21,4 g
Fett:	12,8 g
Kohlenhydrate:	24,5 g

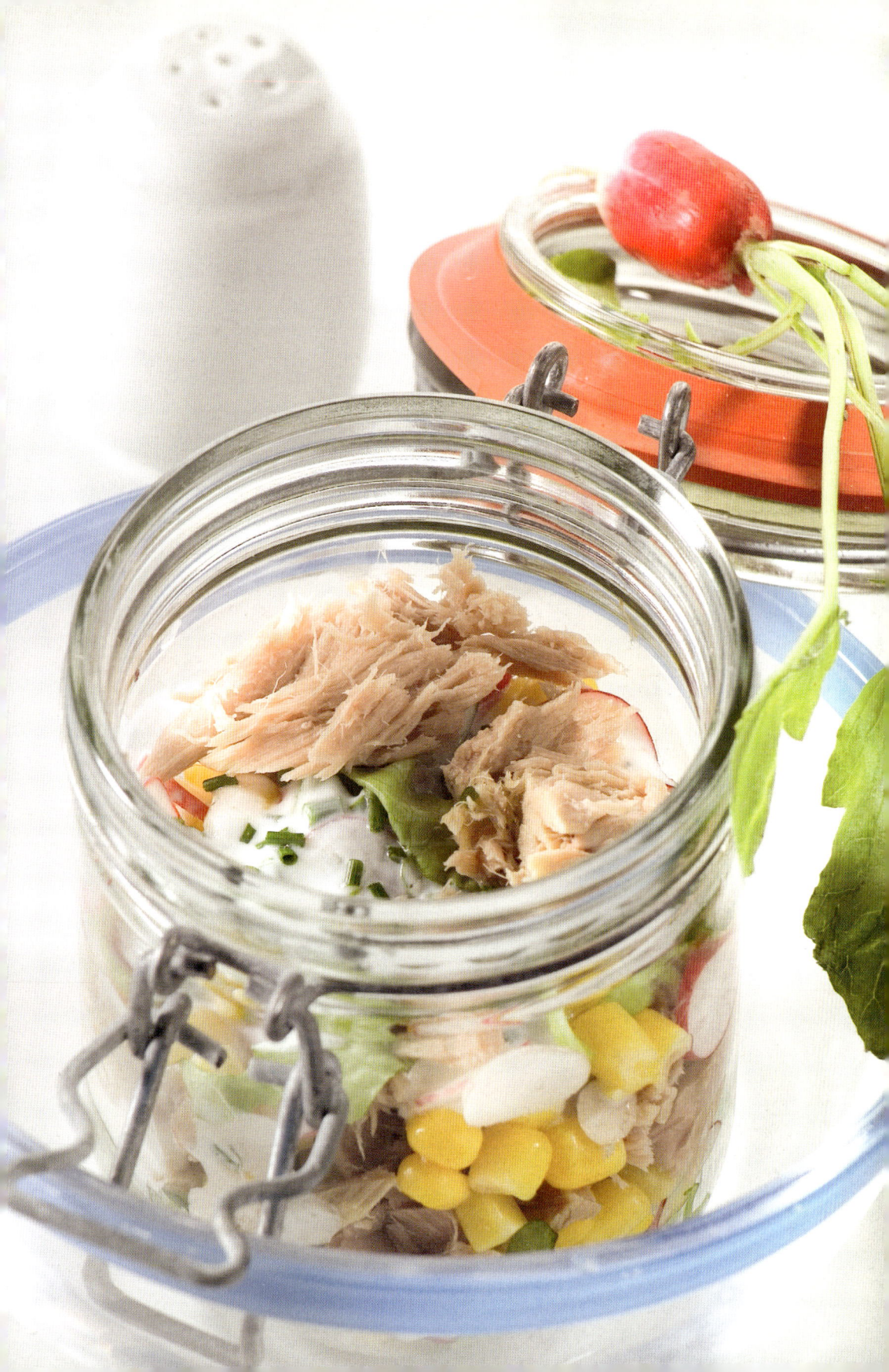

Kichererbsensalat

4 Portionen

400 g Kichererbsen (aus der Dose)
200 g Kirschtomaten
200 g Gurke
100 g roter Paprika
1 EL fein gehackter Knoblauch
2 EL Olivenöl oder Nussöl
1 Zwiebel, fein gehackt
1 EL Koriander, fein gehackt
1/2 TL gemahlener Kreuzkümmel
schwarzer Pfeffer
4 EL Zitronensaft
Salz
ev. 1/2 fein gehackte Chilischote

Zutaten miteinander vermischen, mit Salz und Zitronensaft abschmecken.

Nährwert pro Portion:

kcal:	210
Eiweiß:	8,4 g
Fett:	8,9 g
Kohlenhydrate:	23,0 g

Dinkellaibchen mit Mangold

4 Portionen

600 g mehlige Kartoffeln
200 g Magertopfen (Quark)
200 g Dinkelflocken
2 kleine Stangen Lauch
Salz, Pfeffer, Knoblauch, Muskat, Schnittlauch
2 Eier

1 EL Rapsöl, 1 Zwiebel,
800 g Mangold
200 ml Gemüsebrühe,
Salz, Pfeffer, Kümmel
100 ml Magermilch

Kartoffeln in der Schale kochen, schälen und noch heiß durch eine Kartoffelpresse drücken. Lauch in kleine Ringe schneiden und in einer beschichteten Pfanne kurz anrösten. Dinkelflocken und Topfen zu den Kartoffeln geben, würzen und zum Schluss die Eier untermengen. 4 Laibchen formen und in einer beschichteten Pfanne bei mittlerer Hitze braten.
Zwiebel in Rapsöl in einer beschichteten Pfanne kurz anrösten, Mangold feinnudelig schneiden und mit dem Zwiebel anrösten. Mit der Gemüsebrühe aufgießen, würzen und kurz dünsten lassen. Magermilch beimengen. Mangold mit den Dinkel-Kartoffellaibchen gemeinsam servieren.

Nährwert pro Portion:

kcal:	450
Eiweiß:	25,5 g
Fett:	9,1 g
Kohlenhydrate:	64,5 g

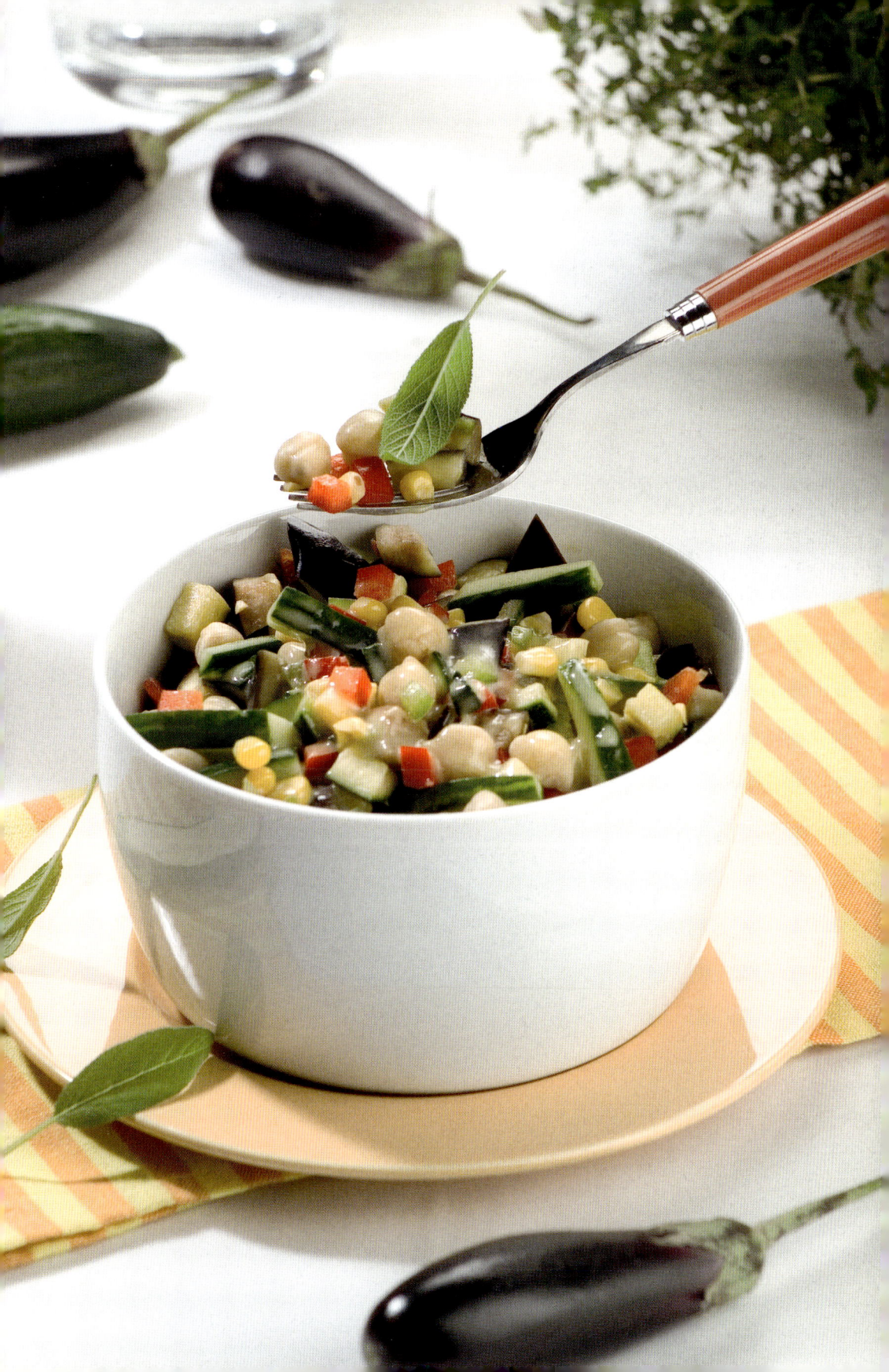

Dinkel-Gemüse-Braten

4 Portionen

160 g Dinkelschrot
10 g Rapsöl
1 kleine Zwiebel, fein gehackt
2 Karotten, in kleine Würfel geschnitten
1/2 Stange Lauch, in Ringe geschnitten
400 ml Gemüsesuppe
25 g geriebene Nüsse
2 Eier
40 g fettarmer Schnittkäse, gerieben
60 g Semmelbrösel (Paniermehl)
Salz, Pfeffer, Muskat

Dinkelschrot in Rapsöl leicht rösten. Kleingeschnittenes Gemüse beimengen, kurz mitrösten und mit der Gemüsesuppe aufgießen und bei kleiner Hitze ca. 15 Minuten dünsten lassen. Öfters umrühren. Herd ausschalten und zugedeckt weitere 15 Minuten ziehen lassen. Nüsse, Eier, Käse und Semmelbrösel zur Dinkelgemüsemasse geben, vermengen und würzen.
Die Masse zu einem Braten formen und in eine beschichtete Auflaufform geben. Im Backrohr bei 170° C ca. 40 Minuten backen.

Tipp: Mit diversen Gemüse, Rotkraut oder auch Sauerkraut servieren.

Nährwert pro Portion:

kcal:	300
Eiweiß:	13,9 g
Fett:	9,6 g
Kohlenhydrate:	38,9 g

Rotes Linsen-Kartoffel-Curry

4 Portionen

1 Zwiebel
1 EL Rapsöl
500 ml Gemüsebrühe
650 g Kartoffeln
200 g rote Linsen
Kreuzkümmel, Kurkuma
Cayennepfeffer, Curry
Salz

Zwiebel fein hacken und im Öl kurz anrösten, mit der Gemüsebrühe aufgießen. Kartoffeln schälen und in Würfel schneiden und in die Suppe geben. Zugedeckt ca. 10 Minuten köcheln lassen. Linsen beimengen, mit Kreuzkümmel, Kurkuma, Cayennepfeffer und Curry würzen und nochmals ca. 10 Minuten köcheln lassen. Zum Schluss mit dem Salz abschmecken.

Nährwert pro Portion:

kcal:	285
Eiweiß:	14,9 g
Fett:	2,4 g
Kohlenhydrate:	48,4 g

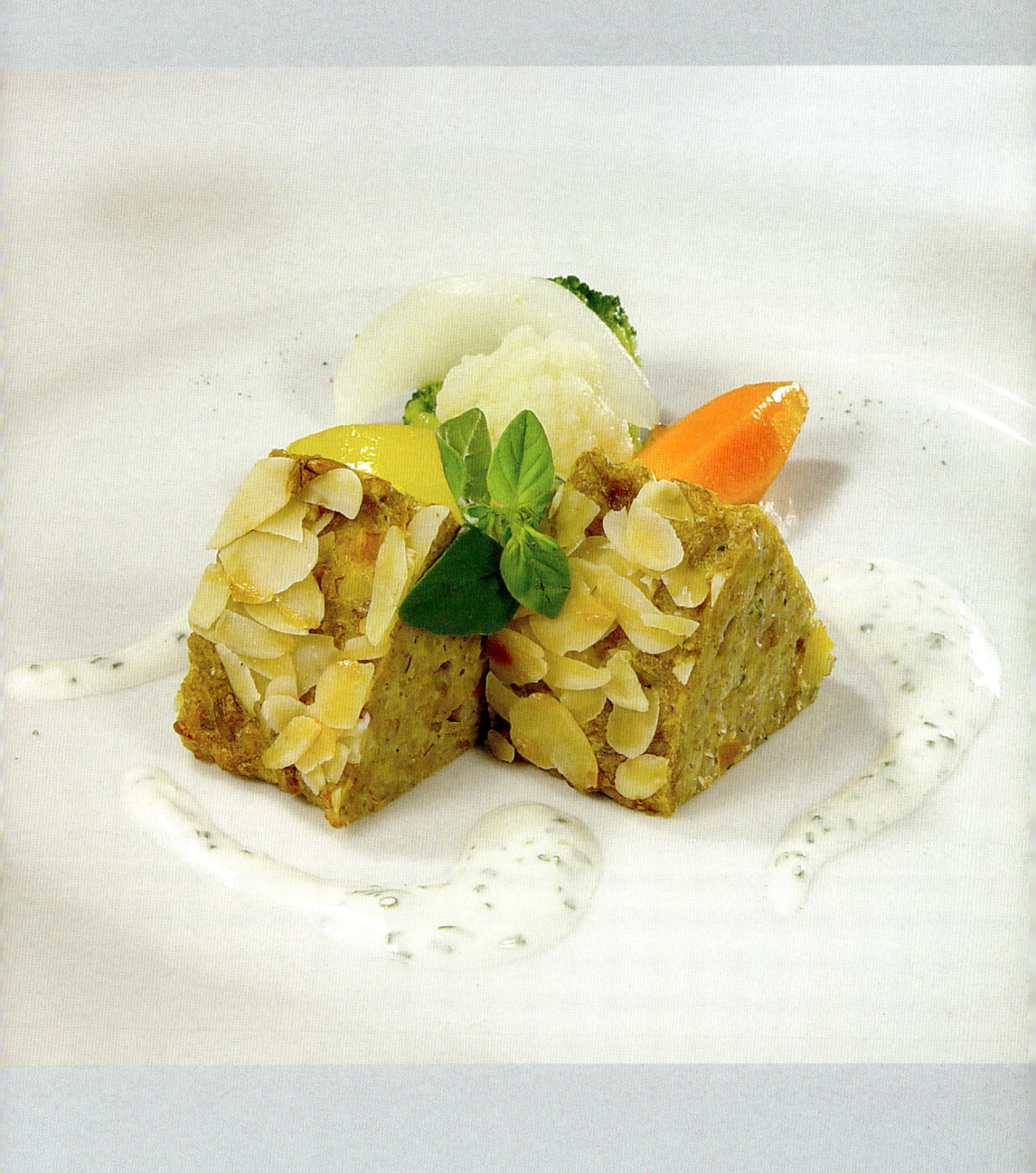

Marillenknödel

6 Stück

250 g Magertopfen (Quark)
70 g glattes Mehl
40 g Dinkelgrieß
Prise Salz
6 Stk. Marillen (Aprikosen)
50 g Vollkornsemmelbrösel
(Vollkornpaniermehl)
10 g Zucker

Magertopfen, Mehl, Dinkelgrieß und Salz vermengen. Den Teig mindestens 30 Minuten im Kühlschrank rasten lassen. Marillen vorsichtig entkernen. Den Teig zu einer Rolle formen, in sechs gleich große Teile schneiden und die Marillen damit umhüllen. Knödel in leicht kochendem Wasser ziehen lassen, bis sie an die Oberfläche steigen.
Inzwischen in einer beschichteten Pfanne Semmelbrösel und Zucker ohne Fett rösten. Abgetropfte Knödel in den Bröseln wälzen.

Nährwert pro Portion:

kcal:	145
Eiweiß:	8,2 g
Fett:	0,5 g
Kohlenhydrate:	25,8 g

Birnen-Ingwer-Strudel auf Fruchtspiegel

8 Portionen

Ingwerwurzel frisch (ca. 1/2 cm)
50 g Semmelbrösel (Paniermehl)
1 EL brauner Zucker
2 Stk. Strudelblätter
500 g Birnen
Zitronensaft
Zimt, 1 EL Magermilch

1 Birne, Zitronensaft, 100 g Jogurt

Ingwer fein reiben. Semmelbrösel und braunen Zucker in einer beschichteten Pfanne kurz trocken anrösten lassen, Ingwer untermischen. Strudelblatt auflegen und auf der unteren Hälfte mit den Semmelbröseln bestreuen.
Birnen schälen, vom Kerngehäuse befreien und in dünne Streifen schneiden. Mit Zitronensaft beträufeln und auf die Brösel auflegen. Mit etwas Zimt bestreuen und vorsichtig einrollen. Mit Magermilch bestreichen und im Backrohr bei 170° C (Heißluft) ca. 25 Minuten backen.

Für den Fruchtspiegel: Birne schälen, entkernen, und mit einem Stabmixer pürieren, Zitronensaft beimengen und mit dem Jogurt verrühren. Fruchtspiegel auf Teller geben und Birnenstrudel darauf setzen.

Nährwert pro Portion:

kcal:	90
Eiweiß:	2,0 g
Fett:	0,9 g
Kohlenhydrate:	18,2 g

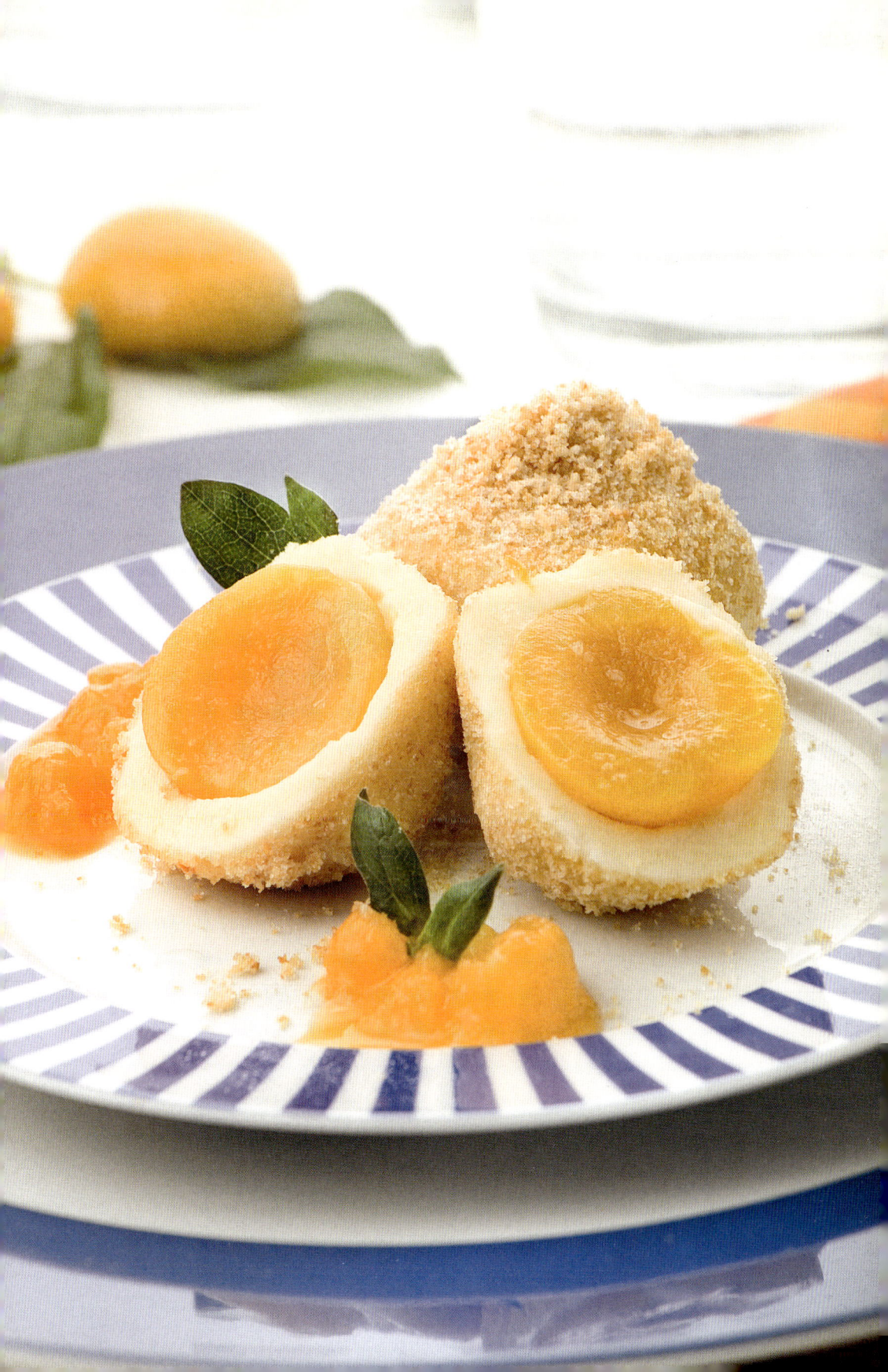

Topfen-Heidelbeer-Strudel

8 Stück

250 g Magertopfen
1 Ei
30 g Grieß
30 g Zucker
1 Pkg. Vanillezucker
etwas geriebene Zitronenschale
250 g Heidelbeeren

2 Stk. Strudelblätter

Topfen, Ei, Grieß, Zucker, Vanillezucker und Zitronenschale vermischen. Heidelbeeren waschen und unterheben. Strudelblätter mit Fülle belegen, einrollen und mit etwas Wasser bestreichen. Im Backrohr bei 180° C Heißluft ca. 20 Minuten backen.

Nährwert pro Portion:

kcal:	110
Eiweiß:	6,2 g
Fett:	2,0 g
Kohlenhydrate:	15,1 g

Zitronenmelissen-Topfen-Soufflé auf Kirschenpüree

4 Portionen

3 Eiklar, 60 g Zucker
5 Blätter Zitronenmelisse
Saft einer halben Zitrone
3 Eidotter,
1 Pkg. Vanillezucker
200 g Magertopfen (Quark)

Butter für die Form

100 g Kirschen

Vier Souffléförmchen mit Butter ausstreichen und das Backrohr auf 225° C aufheizen. Eiklar zu steifem Schnee schlagen und die Hälfte des Zuckers nach und nach einrieseln lassen. Zitronenmelisse fein schneiden und mit dem Saft der Zitronen mit einem Stabmixer pürieren. Dotter mit dem restlichen Zucker und Vanillezucker schaumig rühren. Mit Topfen und Zitronenmelissensaft glatt rühren. Eischnee vorsichtig unter die Topfen-Eigelb-Masse heben und in die Souffléförmchen füllen. Auf ein mit Wasser gefülltes Backblech geben und bei 200° C ca. 20 Minuten garen.
Kirschen entsteinen und mit einem Mixstab fein pürieren. Soufflé auf Teller stürzen, mit dem Kirschenpüree garnieren und sofort servieren.

Nährwert pro Portion:

kcal:	190
Eiweiß:	11,7 g
Fett:	5,9 g
Kohlenhydrate:	21,1 g

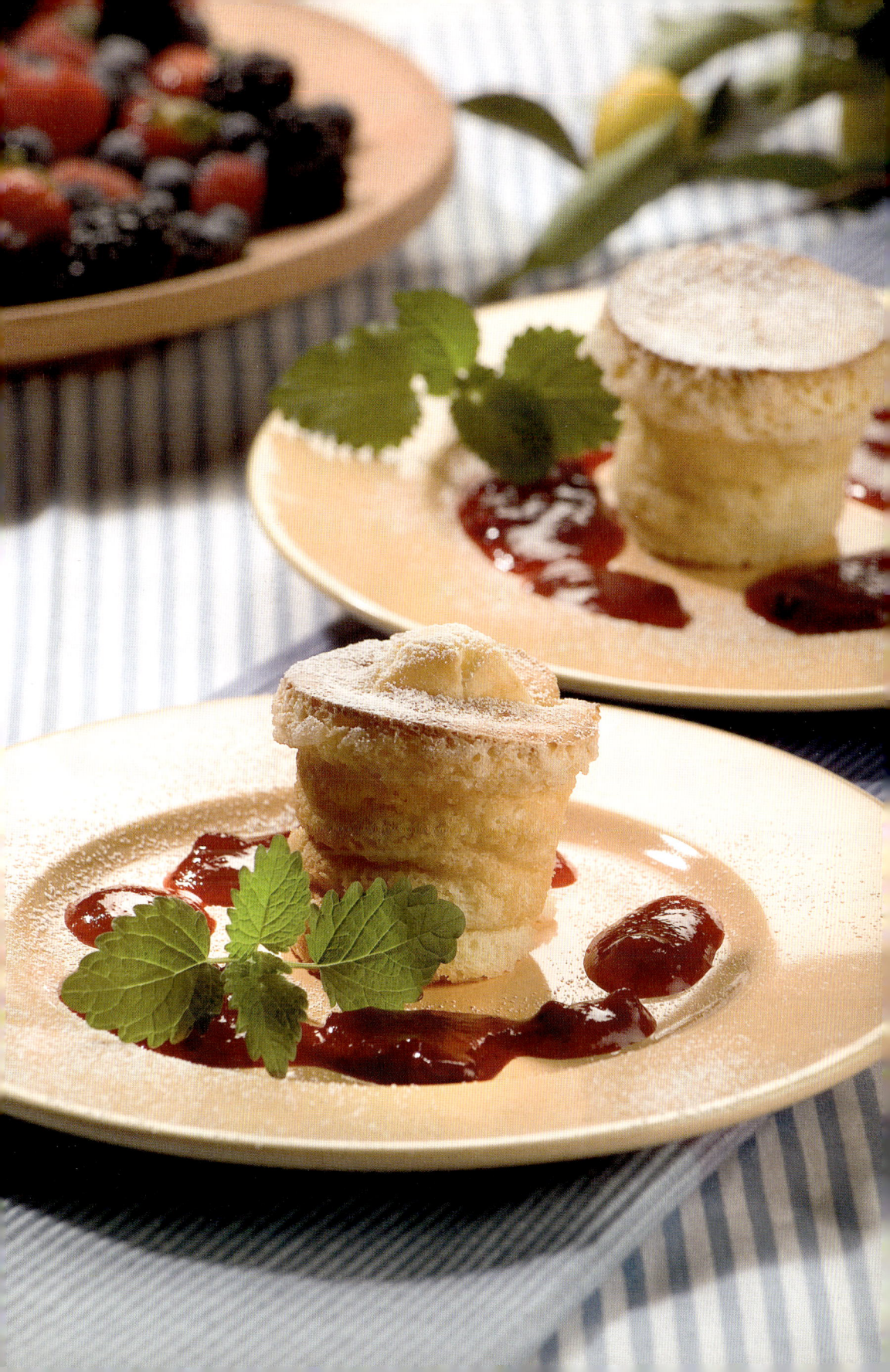

Anti-Stress-Kugeln

10 Stück

75 g getrocknete Feigen
75 g getrocknete Aprikosen / Marillen
50 g getrocknete Pflaumen
50 g Haferflocken
30 g Walnüsse, gerieben
20 g Kürbiskerne, gerieben
40 g Honig
50 g Sesam

Trockenfrüchte in etwas Wasser ca. 15 Minuten einweichen und klein hacken, mit Haferflocken, zwei Drittel der Nüsse, Kürbiskernen und Honig vermischen. Sesam in einer beschichteten Pfanne ohne Fett anrösten und zu den anderen Zutaten geben. Aus der Masse 10 Kugeln formen, in den restlichen Nüssen wälzen und mindestens einen Tag trocknen lassen.

Tipp: Bei Kühllagerung sind sie bis zu einer Woche haltbar.

Nährwert pro Portion:	
kcal:	144
Eiweiß:	3,3 g
Fett:	6,3 g
Kohlenhydrate:	18,2 g

Spinatmuffins

12 Stück

400 g Blattspinat, tiefgekühlt
Salz, Pfeffer, Muskat
1 Knoblauchzehe
225 g Dinkelvollkornmehl
3 EL feine Haferflocken
1 Pkg. Backpulver
200 ml Buttermilch
1 Ei
50 ml Rapsöl
50 g Parmesan, gerieben
Salz, Pfeffer

Backrohr auf 170° C vorheizen. Blattspinat auftauen, kurz dünsten lassen, ausdrücken und mit Salz, Pfeffer, Muskat und Knoblauch würzen. Dinkelvollkornmehl mit Haferflocken und Backpulver vermischen. Buttermilch und Ei versprudeln, Rapsöl untermischen. Die flüssigen Zutaten zur Mehlmischung geben und mit einem Kochlöffel zu einem Teig vermischen. Zum Schluss Spinat und geriebenen Käse unterheben. Mit Salz und Pfeffer abschmecken.
Teig in beschichtete Muffinförmchen füllen und im vorgeheizten Rohr ca. 30 Minuten backen.

Nährwert pro Portion:	
kcal:	140
Eiweiß:	5,8 g
Fett:	6,2 g
Kohlenhydrate:	14,1 g

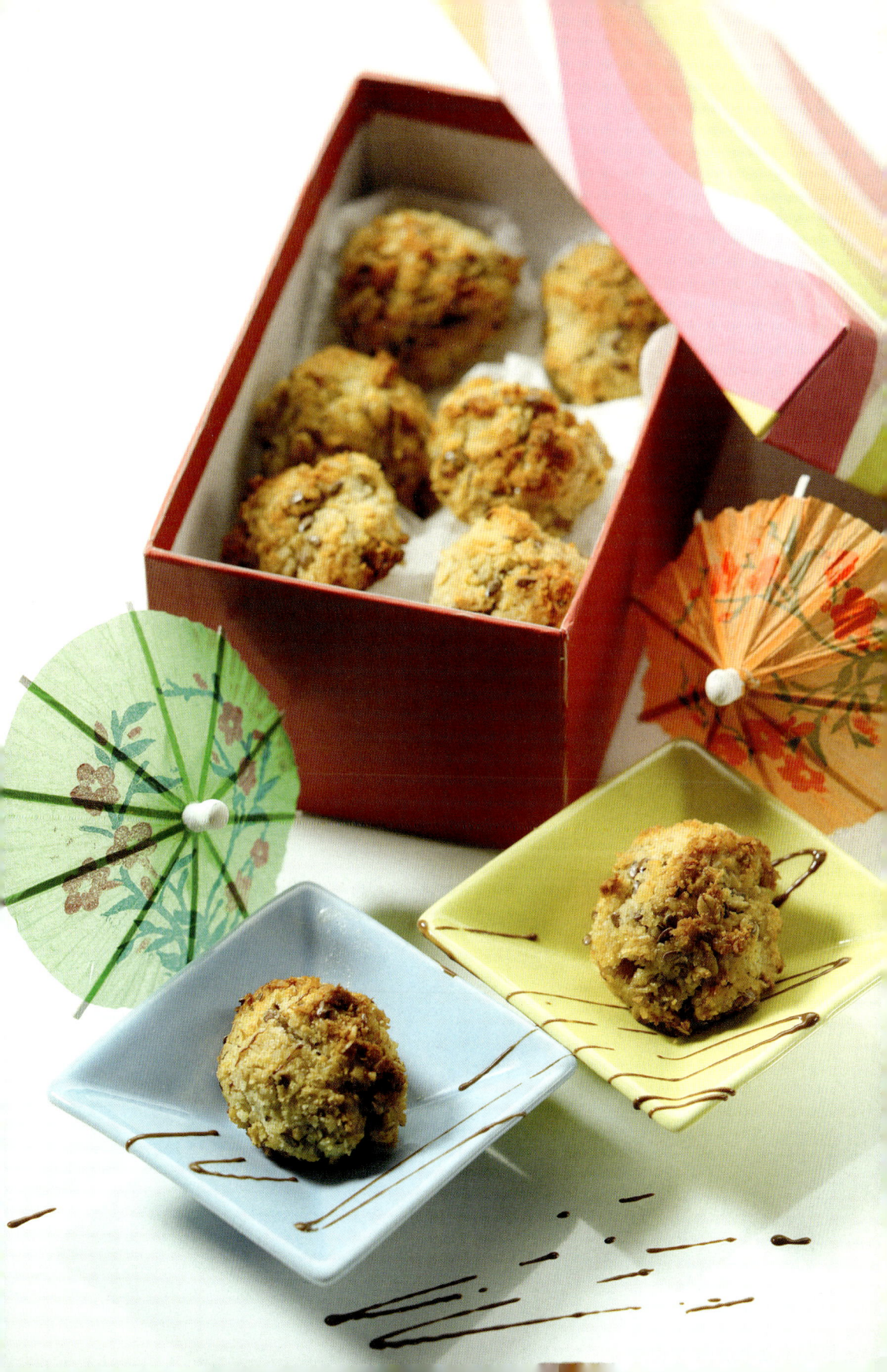

Literatur

Stress allgemein

ANDA, R. F., V. J. FELITTI, et al. (2006). »The enduring effects of abuse and related adverse experiences in childhood: A convergence of evidence from neurobiology and epidemiology.« European Archives of Psychiatry and Clinical Neuroscience 256(3): 174-186.

BRANDT, H. and S. GROSE (2008). Autogenes Training, Muskelentspannung und Meditative Entspannung zum Kennenlernen (CD). Lübeck, Henrik Brandt Verlag.

BROTMAN, D. J., S. H. GOLDEN, et al. (2007). »The cardiovascular toll of stress.« Lancet 370(9592): 1089-1100.

CAHILL, L. (2005). »His brain, her brain.« Scientific American 292(5): 40-47.

CHAPMAN, D. P., C. L. WHITFIELD, et al. (2004). »Adverse childhood experiences and the risk of depressive disorders in adulthood.« Journal of Affective Disorders 82(2): 217-225.

COMBY, B. (1987). Nie wieder Stress. München, Bettendorf Verlag.

Eisenberger, N. I., J. M. JARCHO, et al. (2006). »An experimental study of shared sensitivity to physical pain and social rejection.« Pain 126(1-3): 132-138.

ELKIN, A. (2000). Stress Management für Dummies. Bonn, MITP Verlag.

HAMANN, S. (2005). Sex differences in the responses of the human amygdala. Neuroscientist. 11: 288-293.

HOLMES, A. (2008). »Genetic variation in corticoamygdala serotonin function and risk for stress-related disease.« Neuroscience and Biobehavioral Reviews 32(7): 1293-1314.

JOELS, M. (2008). Functional actions of corticosteroids in the hippocampus. European Journal of Pharmacology. 583: 312-321.

JOELS, M., H. KARST, et al. (2007). Chronic stress: Implications for neuronal morphology, function and neurogenesis. Frontiers in Neuroendocrinology. 28: 72-96.

KALUZA, G. (2005). Stressbewältigung – Trainingsmanual zur psychologischen Gesundheitsförderung. Heidelberg, Springer Verlag.

McEWEN, B. S. (2008). Central effects of stress hormones in health and disease: Understanding the protective and damaging effects of stress and stress mediators. European Journal of Pharmacology. 583: 174-185.

NEUMANN, I. D. (2008). Brain oxytocin: A key regulator of emotional and social behaviours in both females and males. Journal of Neuroendocrinology. 20: 858-865.

OLSCHWESKI-HATTENHAUER, A. (2002). Stress bewältigen – Ein ganzheitliches Kursprogramm in 12 Sitzungen. München, Pflaum Verlag.

REICHE, E. M. V., S. O. V. NUNES, et al. (2004). »Stress, depression, the immune system, and cancer.« Lancet Oncology 5(10): 617-625.

RENSING, L., M. KOCH, et al. (2006). Mensch im Stress – Psyche, Körper, Moleküle. Heidelberg, Elsevier, Spektrum Akademischer Verlag.

STANGL, W. (2008). Arbeitsblätter zur wissenschaftlichen Psychologie. 2008.

WEBSTER Marketon, J. I. and R. GLASER (2008). »Stress hormones and immune function.« Cellular Immunology 252(1-2): 16-26

Stress und Ernährung

ADAM TC, EPEL ES. Stress, eating and the reward system. Physiology & Behavior 2007: 91: 449-458

ANDRADE AM, GREENE GW, MELANSON KJ. Eating slowly led to decrease in energy intake within meals in healthy women. J Am Diet Assoc 2008: 108: 1186-1191

BELLISLE F, LOUIS-SYLVESTRE J, LIET N, ROCABOY B, DALLEE B, CHENEAU F, L`HINORET D, GUYOT L. Anxiety and food intake in men. Psychosomatic Medicine 1990: 52: 452-457

BIESALSKI HK, KÖHRLE J, SCHÜMANN K. Vitamine, Spurenelemente und Mineralstoffe. Prävention und Therapie mit Mikronährstoffen. Thieme Verlag Stuttgart 2002

COELHO J, POLIVY SJ, HERMAN CP. Selective carbohydrate or protein restriction: effects on subsequent food intake and cravings. Appetite 2006: 47: 252-360

LITERATUR

EPEL E, LAPIDUS R, McEWEN B, BROWNELL K. Stress may add bite to appetite in women: a laboratory study of stress-induced cortisol and eating behavior. Psychoneuroendocrinology 2001: 26: 37-49

EPEL ES, McEWEN, B, SEEMAN T, MATTHEWS K, CASTELLAZZO G, BROWNELL KD, BELL J, ICKOVICS JR. Stress and body shape: stress-induced corisol secretion is consistently greater among women with central fat. Psychosomatic Medicine 2000: 62: 623-632

FEHRMANN S. Die Psyche isst mit. Wie sich Ernährung und Psyche beeinflussen. Foitzick Verlag München, 2002

FLETCHER B, PINE KJ, WOODBRIDGE Z, NASH A. How visual images of chocolate affect the craving and guilt of female dieters. Appetite 2007: 48: 211-217

GLUCK ME, GELIEBTER A, HUNG J, YAHAV E. Cortisol, hunger, and desire to binge eat folling a cold stress test in obese women with binge eating disorder. Psychosomatic Medicine 2004: 66: 876-881

HOLT SH, DELARGY HJ, LAWTON CL, BLUNDELL JE. The effects of high-carbohydrate vs high-fat breakfasts on feelings of fullness and altertness, and subsequent food intake. Int J Food Sci Nurtr 1999: 50: 13-28

KOUVONEN A, KIVIMÄKI M, COX SJ, COX T, VAHTERA J. Relationship between work stress and body mass index among 45.810 female and male employees. Psychosomatic Medicine 2005: 67: 577-583

LAKULJ F, ZERNICKE K, BACON SL, VAN WIELINGEN LE, KEY B, WEST SG, CAMPBELL TS. A High-Fat Meal Increases Cardiovascular Reactivity to Psychological Stress in Healthy Young Adults, 2007 J. Nutr. 137:935-939

LAVALLO WR, FARAG NH, VINCENT AS, THOMAS TL, WILSON MF. Cortisol response to mental stress, exercise, and meals following caffeine intake in men and women. Pharmacol Biochem Behav 2006: 83: 441-447

LIEN L. Is breakfast consumption related to mental distress and academic performance in adolescents? Public Health Nutrition 2007: 10: 422-428

LOGUE AW. Die Psychologie des Essens und Trinkens. Spektrum Akademischer Verlag Heidelberg, 1986

MACHT M. Die Gefühle und das Essverhalten. Emotionen verändern das Essverhalten und umgekehrt. Moderne Ernährung heute. 2005:4: 6-9.

MARKUS CR, PANHUYSEN G, JONKMAN LM, BACHMAN M. Carbohydrate intake improves cognitive performance of stress-prone individuals under controllable laboratory stress. British Journal of Nutrition 1999: 82: 457-467

MICHENER W, ROZIN P. Pharmacological versus sensory factors in the satiation of chocolate craving. Physiol Behav 1994: 56: 419-422.

TAKEDA E, TERAO J, NAKAYA Y, MIYAMOTO K, BABA Y, CHUMAN H, KAJI R, OHMORI I, ROKUTAN K. Stress control and human nutrition. The Journal of Medical Investigation 2004: 51: 139-145

OLIVER G, WARDLE J, GIBSON E. Stress and food choice: a laboratory study. Pschosomatic Medicine 2000: 62: 853-865

ROJO L, CONESA L, BERMUDEZ O, LIVIANOS L. Influence of stress in the onset of eating disorders: data from a two-stage epidemiologic controlled study. Psychosomatic Medicine 2006: 68: 628-635

SAKATA T. A very-low-calorie conventional Japanese diet: its implications for prevention of obesity. Obesity Research 1995: 3: 233s-239s

SCHEK A. Einfluss der Ernährung auf Depressivität und Stresstoleranz. Ernährungs-Umschau 2003: 50: 164- 170

SCHMIDT E, SCHMIDT N. Leitfaden Mikronährstoffe. Urban & Fischer Verlag München 200

SHIMBO M, NAKAMUA K, SHI HJ, KIZUKI M, SEINO K, IOSE T, TAKANO T. Green tea consumption in everyday life and mental health. Public Health Nutrition 2005: 8: 1300-1306

SMITH BA, FILLION TJ, BLASS EM. Orally mediated sources of calming in 1-to 3-day-old human infants. Dev Psychol 1990: 26: 731-737.

STROEBELE N, DE CASTRO JM. Listening to music while eating is related to increases in people`s food intake and meal duration. Appetite 2006: 47: 285-289.

TORDOFF M, ALLEVA A. Oral stimulation with aspartame increase hunger. Physiology and Behavior 1990: 47: 555-559

TORRES SJ, NOWSON CA, WORSLEY A. Dietary electrolytes are related to mood. Br J Nutr 2008: 9: 1-8

WELCH N, McNOUGHTON SA, HUNTER W, HUME C, CRAWFORD D. Is the perception of time pressure a barrier to healthy eating and physical activity among women? Public Health Nutr. 2008: 23: 1-8

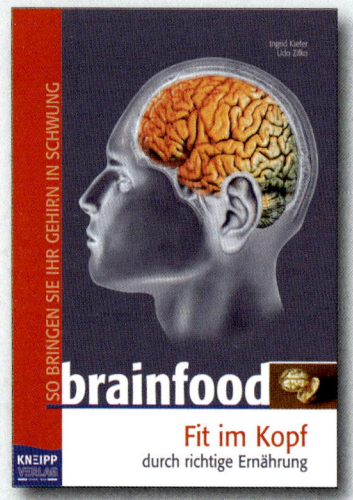

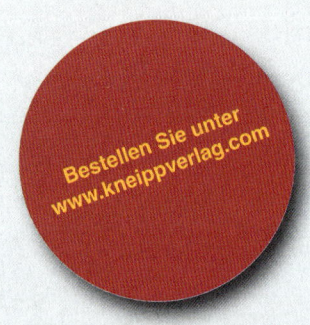

Bestellen Sie unter
www.kneippverlag.com

Ingrid Kiefer / Udo Zifko
brainfood
Fit im Kopf durch richtige Ernährung
144 Seiten, farbig, Softcover
ISBN 978-3-7088-0041-7
EUR 14,90
Bereits in der 3. Auflage!

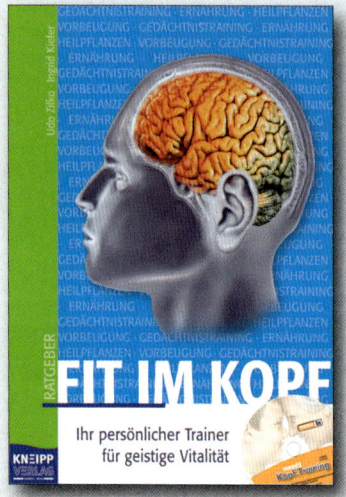

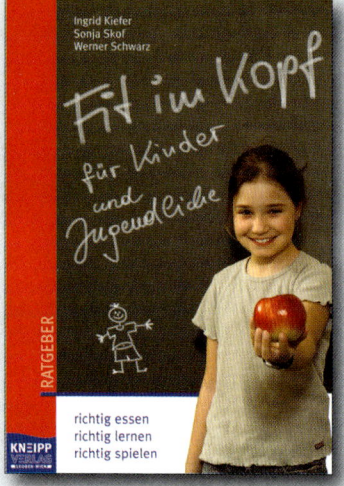

Ingrid Kiefer / Udo Zifko
Fit im Kopf
Ihr persönlicher Trainer für geistige Vitalität
128 Seiten, farbig, Softcover
ISBN 978-3-7088-0353-1
EUR 14,90

Ingrid Kiefer / Sonja Skof / Werner Schwarz
Fit im Kopf für Kinder & Jugendliche
richtig essen / richtig lernen / richtig spielen
176 Seiten, farbig, Softcover
ISBN 978-3-7088-0400-2
EUR 14,90